자꾸만 변하는 몸이,
자꾸만 울컥하는 마음이, 불안하니?

사춘기는 다 그래!

Me, Myself and I

Text copyrights © Louise Spillsbury
Illustrations copyright © Mike Gordon

First published as this edition by Hodder and Stoughton Limited on behalf of Wayland, a division of Hachette Children's Book, 338 Euston Road, London, NW1 3BH, England
All rights reserved.

Korean translation copyright © 2011 by Darim Publishing Co.

This edition is published by arrangement with Hodder and Stoughton Limited in London through Kids Mind Agency, Seoul.

이 책의 한국어판 저작권은 키즈마인드 에이전시를 통해 Hodder and Stoughton Limited와 독점 계약한 도서출판 다림에 있습니다.
신 저작권법에 의해 한국 내에서 보호를 받는 저작물이므로 무단 전재와 복제를 금합니다.

자꾸만 변하는 몸이,
자꾸만 울컥하는 마음이, 불안하니?

사춘기는 다 그래!

루이스 슈필스베리 글 · 마이크 고든 그림 · 김민화 옮김

다림

■ 사춘기 친구들에게

너만의 멋진 사춘기를 응원할게!

부모님은 말대꾸가 심해졌다고 야단치고
형제들은 왕짜증이라고 구박하고
선생님은 반항하냐고 따지듯 묻고
친구들은 똥 폼 잡는다고 놀리고
자꾸만 변해 가는 몸을 보면 덜컥 겁이 나고
그래, 그런 게 사춘기야.
얼핏 보면 좌충우돌하는 너 자신이 골칫거리처럼 보일지도 몰라.
하지만 이 세상 어느 누구도 이런 시기를 훌쩍 건너뛰어 바로 어른이
될 수는 없단다.

사춘기는 아이에서 어른으로 건너가는 징검다리와도 같은 시기야.
그 다리를 건너가는 것이 꼭 불안하고 위험한 것만은 아니란다.
다리를 안전하고 튼튼하게 만든다면 훨씬 수월하게 건널 수 있을 거야.
어떻게 만들어야 하냐고?
생각을 바꾸는 거야.
이렇게!

부모님으로부터 독립할 수 있는 자신감을 키우고
형제나 자매들에게 조금 더 베풀 수 있는 아량을 갖고
선생님에게 새로운 지식을 배워 삶의 지혜를 터득하고
여러 친구들과 어울리며 진정한 우정을 가꾸다 보면
나도 제법 괜찮은 아이라는 자신을 얻게 될 거야.
그럼 넌 분명 탄탄하고 평화로운 사춘기의 다리 위에 설 수 있을 거야.
이 다리를 잘 지나가면 틀림없이 멋진 어른이 되어 있을 거란다.

그러니 방 안에 틀어박혀 혼자 고민만 하지 말고
지금부터 네가 가장 멋지게 해낼 수 있는 것,
가장 행복해 할 수 있는 것을 찾아 도전해 보자.
너만의 멋진 사춘기를 위해,
파이팅!

2011년 7월
사춘기 친구들을 만나면 덩달아 행복한
청동말굽 대장 아줌마 김민화

■ 차례

chapter 1. 왜 변하는 걸까?

사춘기는 요런 것 • 10
앗, 외계인이다! • 13
왜 나한테 이런 일이 일어날까? • 16

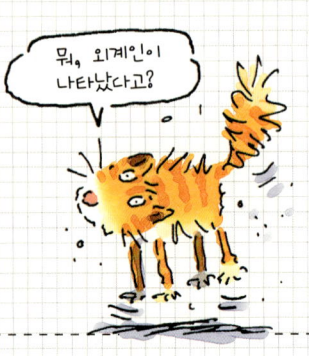

chapter 2. 소녀에서 여자로

유방과 브래지어, 그리고 털 • 20
여자 몸의 비밀 • 23
월경의 시작 • 26
월경을 할 때의 몸가짐 • 29
민감해진 몸과 마음 다스리기 • 32
여자끼리만 하는 얘기 • 35

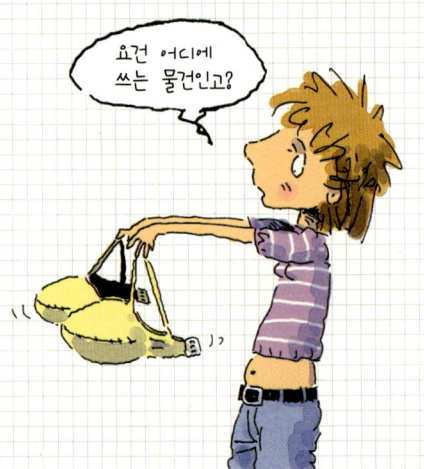

chapter 3. 소년에서 남자로

변성기와 울대뼈, 그리고 털 • 40
남자 몸의 비밀 • 43
내 맘대로 안 되는 걸 어떡해? • 46
남자끼리만 하는 얘기 • 49
더 깊은 얘기들 • 52

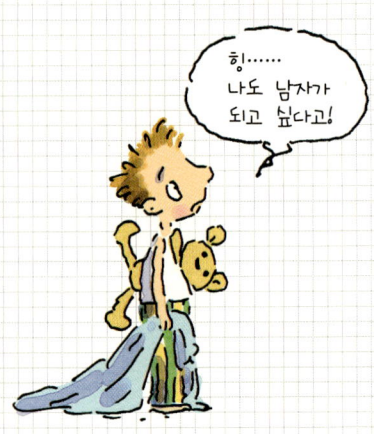

chapter 4. 더 궁금한 것들에 대해

아기는 어떻게 생길까? • 58

피임 방법에 대해 • 62

자신을 지키는 법 • 65

차마 말 못하는 병 • 68

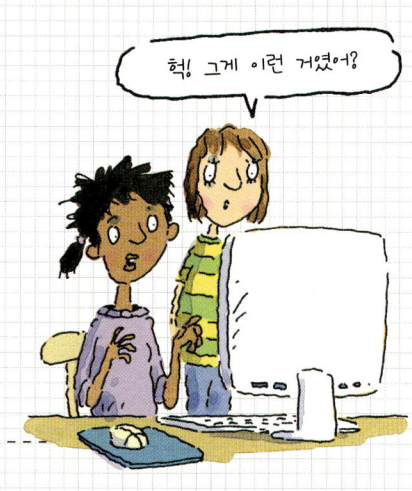

chapter 5. 네 마음을 들여다볼까?

누가 나 좀 말려 줘! • 74

부모님은 왜 내 맘을 몰라줄까? • 77

여럿이 함께 어울리기 • 80

친구 이상의 관계? • 83

두근두근 데이트 • 86

나 자신을 사랑하기 • 89

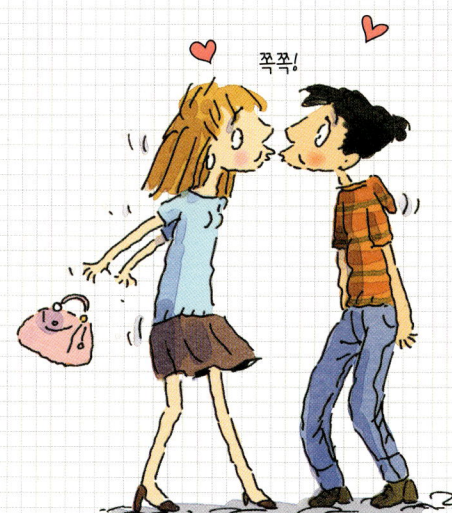

chapter 6. 너는 소중하단다

건강을 위한 삼박자 • 94

내 몸을 맑고 깨끗하게! • 97

자신을 위해 하지 말아야 할 것들 • 100

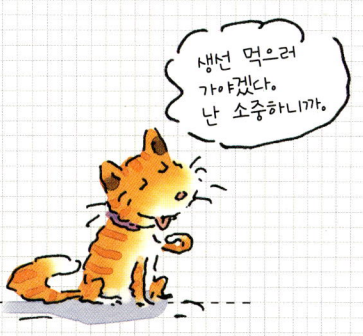

부록 • 103

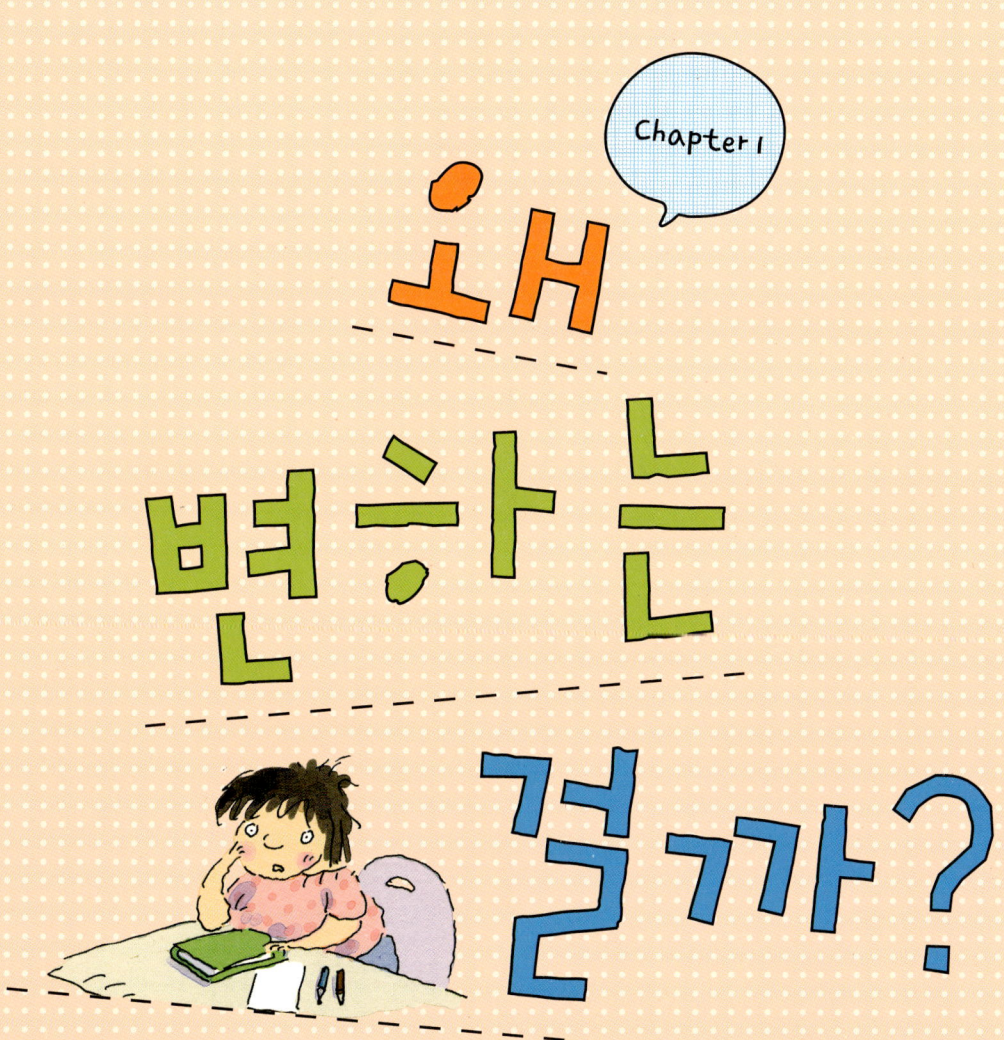

사춘기는 요런 것

우리는 태어난 순간부터 지금까지 쉬지 않고 성장해 왔어. 예전에는 주로 몸무게가 늘고 키가 자라는 정도였다면, 지금은 그보다 더 많은 변화가 일어나고 있을 거야. 어떤 부분은 놀랄 만큼 빨리 변해서 당혹스러울 수도 있어.

너의 몸이 안팎으로 구석구석 달라지기 시작하는 건 네가 성숙해지고 있다는 증거야. 그래 맞아! 이때를 바로 '사춘기'라고 해.

사춘기는 아이에서 어른으로 성장하는 삶의 한 시기를 일컫는 말이란다.

하지만 사춘기가 그냥 그럭저럭 지나가는 한 시기에 불과하다면, 네가 왜 굳이 재미난 만화책이나 소설책 대신에 이 책을 읽어야 하

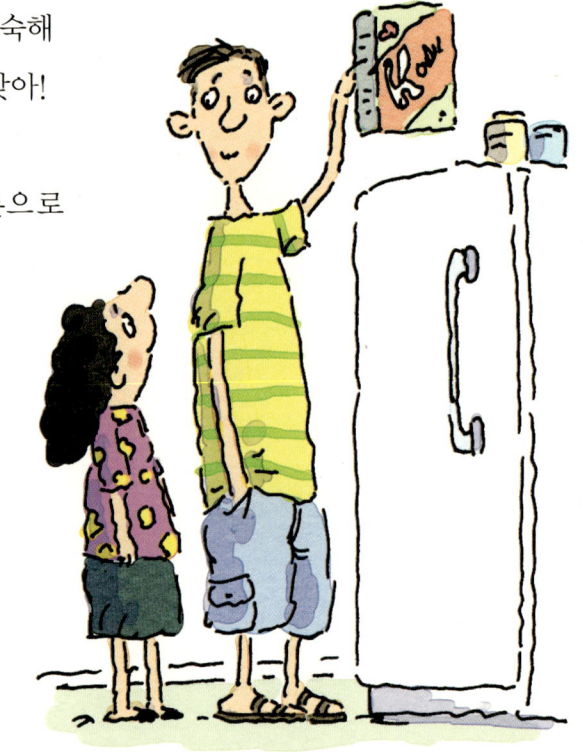

사춘기 동안 급성장이 일어날 때 여자아이들은 일 년에 6~11cm, 남자아이들은 7~12cm 정도 키가 자라지.

겠니?

우선 너의 몸에서 어떤 변화가 일어나는지 알아야 사춘기를 대비할 수 있단다. 그리고 이 책을 읽다 보면 갑작스런 변화에 실제로 어떻게 대처해야 하는지 알 수 있어서 마음이 한결 여유롭고 편해질 거야. 이 책은 면도를 하는 법에서부터 월경대를 사용하는 법까지 자세한 내용을 담고 있어.

요건 몰랐지?

'급성장'은 짧은 시간 동안 아주 빠르게 성장하는 것을 말해. 중학교에 입학할 때쯤이면 여자아이들이 갑자기 남자아이들보다 키가 훌쩍 커 있을 거야. 보통 사춘기는 여자아이들에게 더 일찍 찾아오거든. 사춘기 동안에 나타나는 여러 가지 변화들과 마찬가지로 급성장이 일어나는 시기는 사람마다 조금씩 다르단다. 하지만 오랜 시간을 두고 지켜보면, 사람마다 시기의 차이는 있더라도 결국엔 모두 비슷비슷한 변화를 겪는다는 걸 알 수 있어.

사춘기는 언제 시작되는 걸까?

아이들은 사춘기가 너무 빨리 시작되거나, 너무 늦게 시작되는 것을 걱정하지. 또 성장하지 않거나, 그와 반대로 멈추지 않고 계속 성장할까 봐 걱정하기도 해. 모든 사람들은 사춘기를 겪어. 단지 그 시기와 속도에 조금씩 차이가 있을 뿐이야. 사춘기가 시작되는 나이는 남녀마다, 개인마다 차이가 있단다. 보통 여자아이들은 만 8세에서 만 14세 사이에, 남자아이들은 만 10세에서 만 16세 사이에 사춘기가 시작되지. 하지만 더 일찍 시작하는 아이도 있고, 더 늦게 시작하는 아이도 있어.

사춘기가 지속되는 기간도 일정하지 않아. 어떤 아이는 일찍 시작되어 금세 끝나 버리기도 해. 다른 친구들에게 사춘기가 시작되기도 전에 말이야. 또 어떤 아이들은 사춘기가 일 년 만에 끝나는 것에 반해 다른 아이들은 무려 6년 동안이나 계속되기도 해.

하지만 걱정하지 마. 사춘기가 짧든 길든 다 정상이니까. 일찍 시작되었다고 좋아하거나, 늦게 시작되었다고 툴툴거릴 필요는 없어. 아이들마다 제각기 다른 사춘기를 보내게 되거든. 너 역시 다른 아이들과는 전혀 다른 사춘기를 보낼 수도 있어.

사춘기에 딱 맞는 표준 유형이란 건 없어.
모두가 조금씩 다른 사춘기를 보내게 되지.
하지만 그 시기에 나타나는 몇 가지 특징에 대해 충분히 알아 둔다면,
사춘기를 건강하고 지혜롭게 보낼 수 있을 거야.

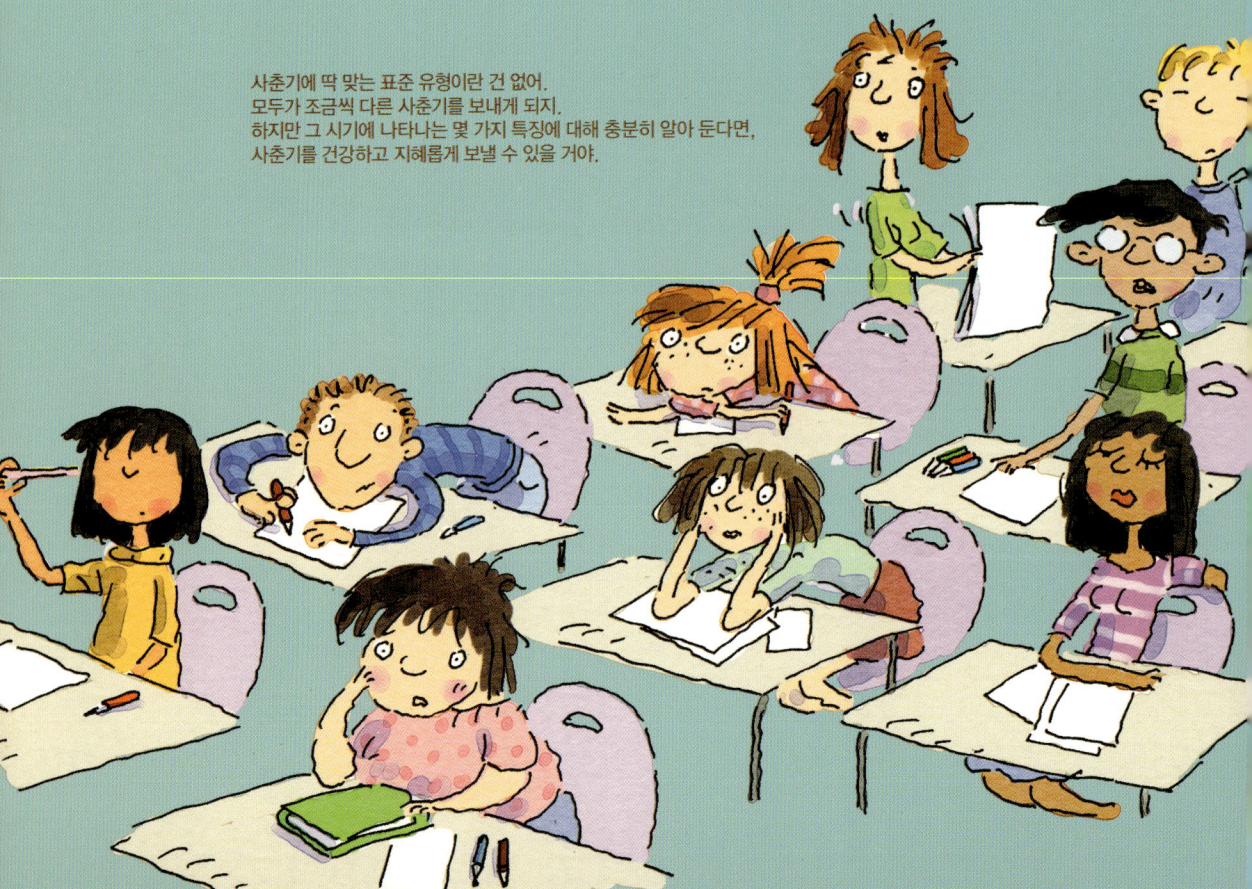

앗, 외계인이다!

사춘기가 되면 외계 생물체가 네 몸에 침투한 것은 아닌지 미심쩍을 수도 있어. 여드름, 털, 튼 살 등 너의 몸 구석구석에서 이상한 징후가 나타날 테니까 말이야. 너무 많이 변해서 거울에 비친 네 모습이 무척 낯설어 보일지도 몰라. (아마 거울을 볼 때마다 "끼약! 이게 누구야?" 하며 비명을 지르는 친구도 있을걸!) 하지만 걱정하지 마. 사춘기에 일어나는 변화가 꽤 극적이긴 해도, 지극히 정상적인 과정이니까.

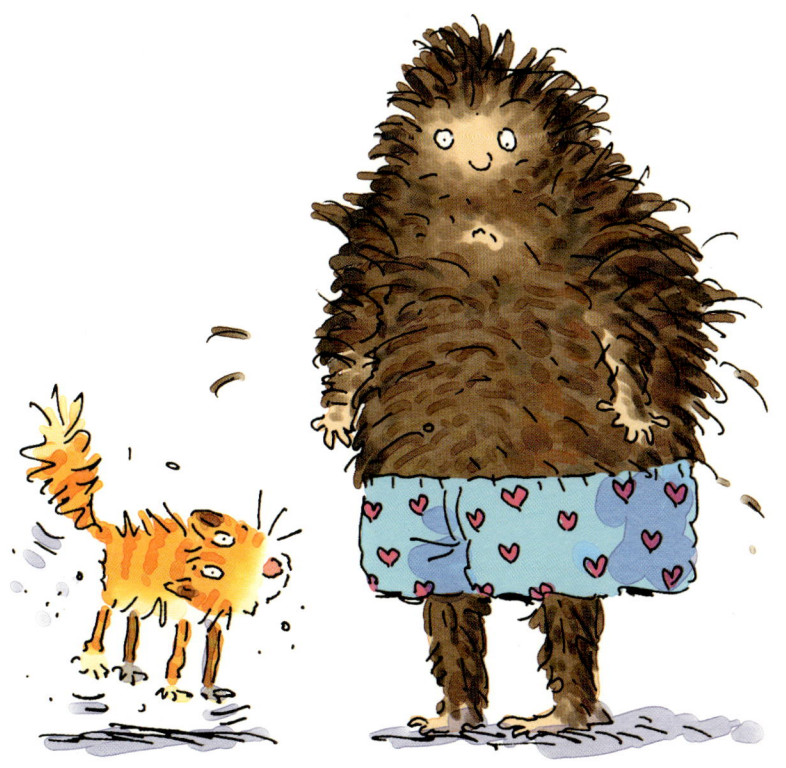

모든 사람들(특히 남자)이 사춘기 동안 몸 곳곳에 털이 자란단다. 다른 사람보다 훨씬 더 털이 많이 자라는 사람들도 있어.

고릴라 신드롬?

혹시 어느 날 샤워를 하면서 은밀한 곳에 돋아난 털을 발견하지 않았니? 이런 털이 자라는 것은 사춘기의 첫 번째 징표란다. 대개 처음에는 음모가 나오게 되지. 음모는 성기 주변에 나는 털인데, 처음에는 가늘고 밝은 빛을 띠지만 시간이 갈수록 까맣고 거칠고 굽슬굽슬해지지. 겨드랑이 털은 그 다음에 나와. 특히 남자아이들은 팔다리에 난 털이 길어질 수도 있고, 얼굴과 가슴에도 털이 자라게 된단다.

털이 자라는 기간과 속도도 사람마다 다르단다. 사람마다 털의 양과 색깔, 길이가 각각 다르니까 네가 다른 사람들보다 더 남성스럽다거나 여성스럽게 보일 수 있지.

요건 몰랐지?

급성장기에는 몸이 너무 빠르게 성장해서 두뇌의 성장이 그 속도를 따라잡지 못할 수도 있어. 키가 커지면서 몸의 중심점도 높아지는데, 그때 뇌는 몸의 중심이 한결 높아진 상황에서 어떻게 균형을 유지할지 판단하는 데 시간이 오래 걸린단다. 그래서 사춘기 아이들이 넋을 잃은 것처럼 멍해 보일 때가 많은 거야.

이게 진짜 나라고?

사춘기에는 우리 몸에서 변하지 않는 곳이 거의 없어. 일단 팔과 다리가 길어지고, 손과 발이 커지지. 남자아이들은 근육이 크고 튼튼해진단다. 사춘기 동안 몸무게도 많이 늘어나는데, 그건 지방이 몸의 변화에 영향을 주기 때문이야. 또 남자아이는 어깨가 넓어지고, 여자아이는 몸매에 굴곡이 생긴단다. 게다가 여자아이는 동그랗던 얼굴 모양도 갸름한 계란형으로 바뀌지. 남자아이는 코와 턱이 도드라지게 커진단다.

> **My blog**
>
> 나는 열한 살 때 외모 때문에 엄청 스트레스를 받았어요. 여러분도 다른 친구들과 비슷하게 보이기를 바라겠죠? 나는 친구들보다 훨씬 키도 크고 발도 컸어요. 나만 유독 바다 위 섬처럼 툭 튀어나온 것만 같아 무지 신경 쓰였죠. 그러다가 어느 새 친구들이 내 키를 따라잡기 시작하더라고요. 지금은 딱 평균 키여서 아주 만족해요.
>
> 16세, 섬소년

모든 사람은 서로 다른 속도로 키가 자라고 생김새가 달라진단다. 평균보다 키가 훨씬 크거나 훨씬 작아서 걱정이라면 인내심을 가지고 조금만 더 기다려 보렴. 보통 성장은 20세 이후에도 계속되니까 말이야.

발이 가장 먼저 자라는 데에는 다 이유가 있어.
다른 곳은 그대로인데, 발만 삐죽 커서 창피하다고? 걱정할 필요 없어.
성장을 멈추는 것도 발이 가장 먼저일 테니까.
곧 몸과 발이 균형을 이루게 될 거야.

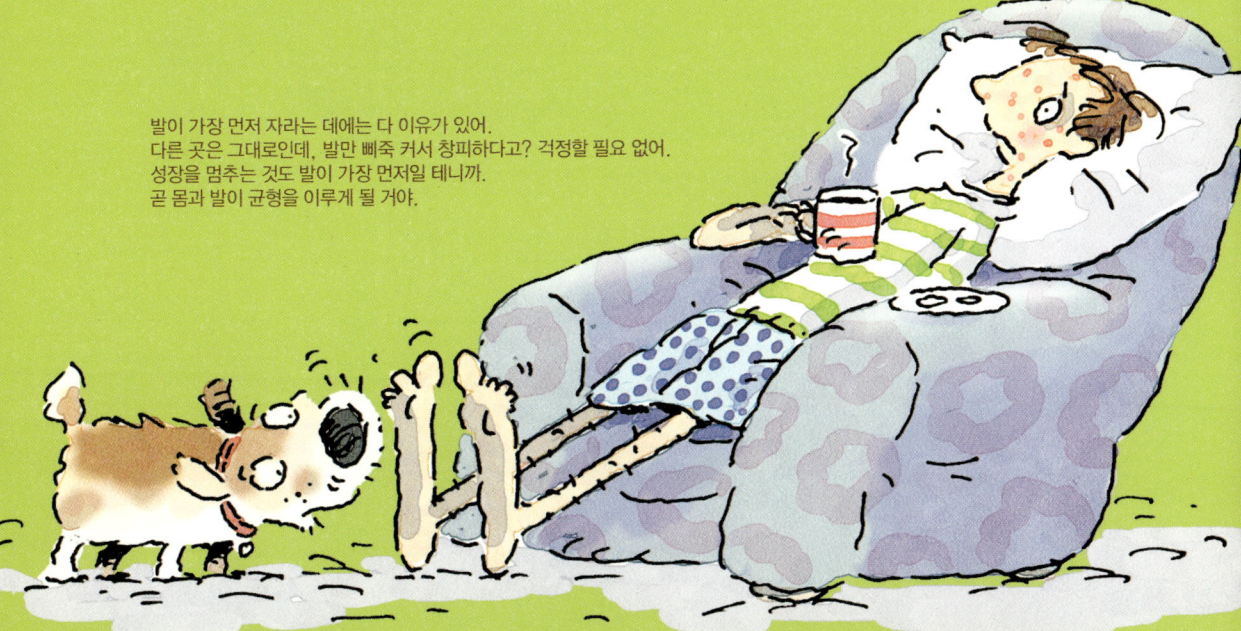

왜 나한테 이런 일이 일어날까?

네 몸의 변화는 바로 네가 어른이 되어 간다는 증거야. 네가 더 나이를 먹었을 때 아기를 가질 수 있도록 너의 몸이 조금씩 준비를 하는 거지. 이 모든 변화는 사춘기 동안 몸속에서 분비되는 호르몬들이 만들어 내는 거란다.

호르몬이 하는 일

호르몬은 너의 몸에 수많은 변화들을 일으키거나 통제하는 화학 물질이야. 그것들은 분비샘에서 나와서 혈액을 타고 우리 몸 구석구석으로 전달되지.

사춘기가 시작되었을 때는 이미 뇌하수체에서 성장 호르몬을 만들어 내보낸 뒤란다. 이 성장 호르몬이 뼈와 몸의 성장을 자극하는 거야. 뇌하수체는 호르몬을 내보내는 다른 샘들도 자극해서 이차 성징이 나타나게 한단다. 이차 성징은

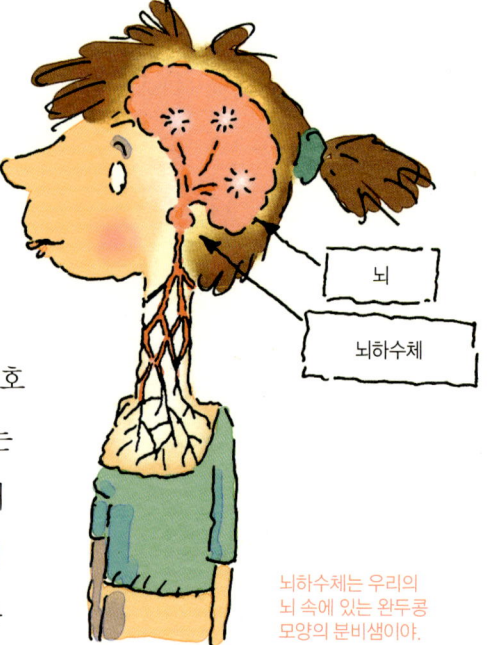

뇌

뇌하수체

뇌하수체는 우리의 뇌 속에 있는 완두콩 모양의 분비샘이야.

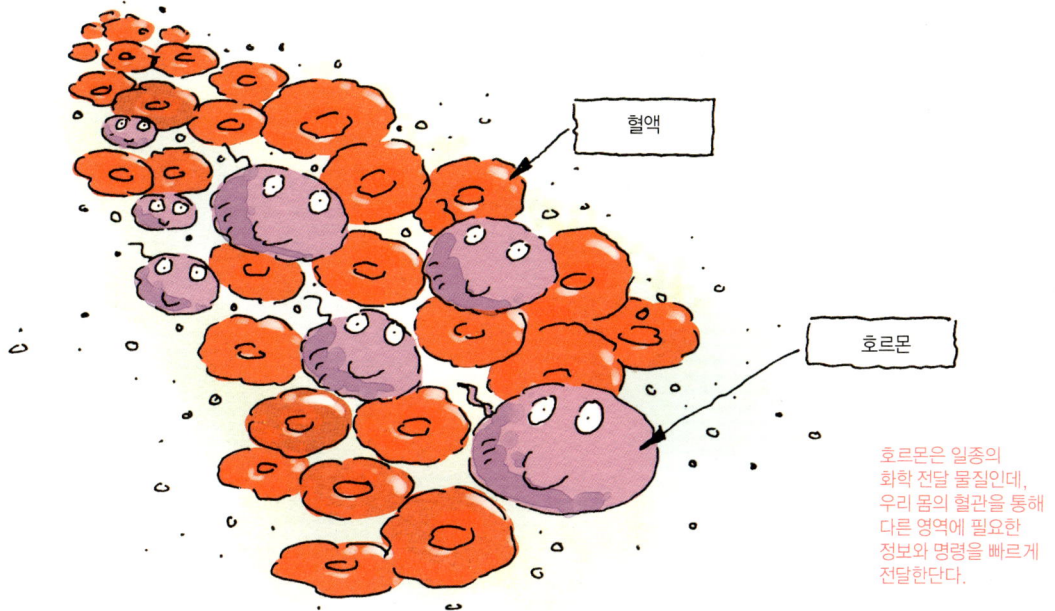

혈액

호르몬

호르몬은 일종의 화학 전달 물질인데, 우리 몸의 혈관을 통해 다른 영역에 필요한 정보와 명령을 빠르게 전달한단다.

네가 성인 남자 또는 성인 여자가 되었음을 뜻하는 내적·외적 변화들을 말하는 거야.

　남자아이의 경우, 뇌하수체가 고환의 분비샘을 자극해서 테스토스테론을 만들어 내지. 테스토스테론은 남자아이의 목소리를 굵게 하고, 몸의 털을 자라게 하는 대표적인 남성 호르몬이야. 테스토스테론과 뇌하수체에서 나온 다른 호르몬들이 고환에서 정자를 만들어 내도록 하지.
　여자아이의 경우에는 에스트로겐과 같은 여성 호르몬들이 사춘기의 변화들을 일으키지. 두 개의 난소에 있는 분비샘에서 난자라고 부르는 작은 알들을 만들어 내는 거야. 아기는 남자의 정자와 여자의 난자가 수정되었을 때 생기거든. 그걸 어려운 말로 생식이라고 해. 이 얘기는 뒤쪽에서 더 자세히 말해 줄게.

왜 변하는 걸까? ● 17

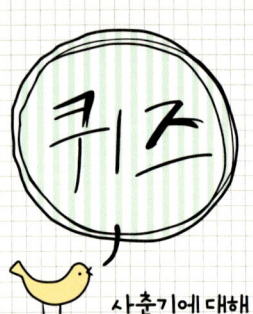

사춘기에 대해 얼마나 알고 있는지 점검해 보자.

1. 사춘기가 시작되는 때는 언제인가?
① 뇌하수체가 성호르몬을 만들어 내라고 우리 몸에 신호를 보낼 때
② 몸무게가 더 이상 늘지 않을 때
③ 키가 훌쩍 커지기 시작할 때

2. 사춘기는 얼마나 오랫동안 지속될까?
① 사람에 따라 다르다.
② 1~2년
③ 아이를 갖게 될 때까지 계속된다.

3. '급성장기'란 무엇인가?
① 사춘기에 경험하는 것으로, 짧은 시기 동안 급격하게 성장하는 것을 말한다.
② 몸에서 특별히 빨리 자라는 부분이다.
③ 남자아이들이 누구의 키가 가장 크게 자랄까를 가르는 경주이다.

4. 사춘기 동안 남자아이는 얼마만에 키가 7~12cm 정도 자랄 수 있을까?
① 1년
② 1달
③ 1주

5. 여자아이와 남자아이가 사춘기를 맞았을 때 몸에서 분비되는 성호르몬은 무엇인가?
① 에스트로겐(여자아이)과 테스토스테론(남자아이)
② 성장 호르몬
③ 난소(여자아이)와 고환(남자아이)

6. 다음 중 여자아이와 남자아이의 사춘기 변화에 대한 설명으로 옳지 않은 것은 무엇인가?
① 여자아이는 몸매에 굴곡이 생긴다
② 남자아이는 골반이 넓어지고, 코와 턱이 커져서 도드라져 보이게 된다.
③ 여자아이와 남자아이의 성기에 털이 난다.

정답 확인

1.① 2.① 3.① 4.① 5.① 6.② 남자아이는 어깨가 떡 벌어진다.

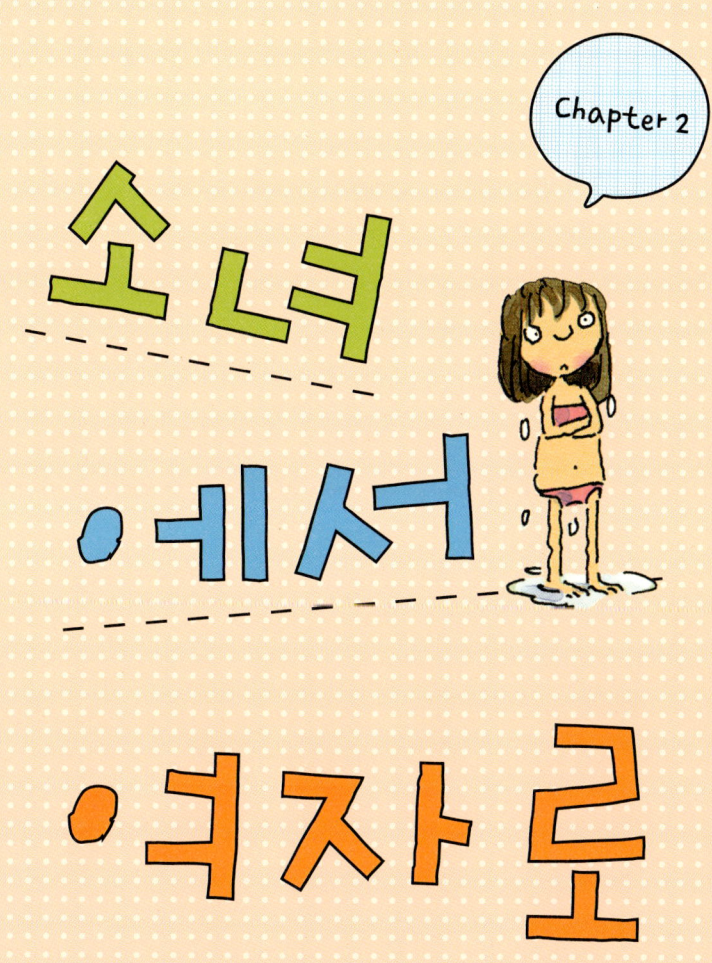

유방과 브래지어, 그리고 털

여자아이들은 사춘기 동안 아주 큰 변화를 느낄 거야. 가장 눈에 띄는 변화는 젖가슴이 나오고 몸매에 굴곡이 생기는 거지. 그리고 월경이 시작된단다.

사춘기 일급 정보

유방이 발달하기 시작하는 때에는 브래지어를 입는 것이 매우 중요해. 브래지어는 버스를 타기 위해 달려갈 때와 같은 일상적인 활동들을 할 때 유방을 보호해 준단다. 또 몸에 꼭 붙는 옷을 입을 때에도 가슴을 예쁜 모양으로 만들어 주고, 편안하게 해 주지.

처음 브래지어를 살 때에는 어떤 것을 사야 할지 몰라서 당황스러울 거야. 가장 좋은 방법은 탈의실에서 가슴둘레를 정확히 재는 거야. 그리고 어떤 종류의 브래지어를 사는 것이 좋을지 점원에게 도움을 청할 수도 있어. 여러 개를 입어 보면서 보기에도 예쁘고 편안한 것을 고르면 돼.

브래지어 규격은 75, 80, 85, 90, 95까지 다섯 종류가 있어. 각각의 치수는 cm로 표시한 가슴둘레지. 그리고 유방을 감싸는 컵의 크기는 A, B, C 등으로 표시되는데, 뒤로 갈수록 더 큰 사이즈란다.

봉긋한 가슴

여자아이들이 겪는 사춘기의 첫 번째 징표는 유방이 커지기 시작하는 거야. 보통 만 8세에서 만 13세 사이에 시작되지. 유방은 20대 초반까지 계속해서 커진단다. 여자들은 아기에게 젖을 먹여야 하기 때문에 젖을 만드는 젖샘 주변에 지방이 쌓여서 유방이 커지는 거란다.

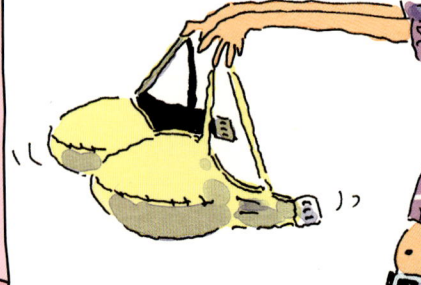

나이가 들수록 젖꼭지가 점점 또렷해지고 커지게 된단다. 엉덩이도 커지고 허리는 잘록해지지. 배와 엉덩이 살, 다리 등이 둥글게 다듬어지면서 몸에 여성스러운 굴곡이 생겨날 거야.

어디 어디에 털이 날까?

여자아이들은 몸매가 여성스럽게 변할 뿐만 아니라 털이 더 자란단다. 팔다리에 난 털의 빛깔이 더 진해지고, 겨드랑이와 성기 주변에도 털이 나기 시작하지. 배꼽 바로 밑에서부터 음모까지 난 털은 빛깔이 진해져서 마치 두 부위를 이어 주는 선처럼 보이기도 한단다.

그런데 소매가 없는 옷이나 짧은 바지를 입고 외출할 때에는 겨드랑이와 팔다리에 난 털이 눈에 거슬릴 수 있어. 걱정하지 마. 보기 싫은 털을 없애는 방법은 나중에 자세히 얘기해 줄 테니까.

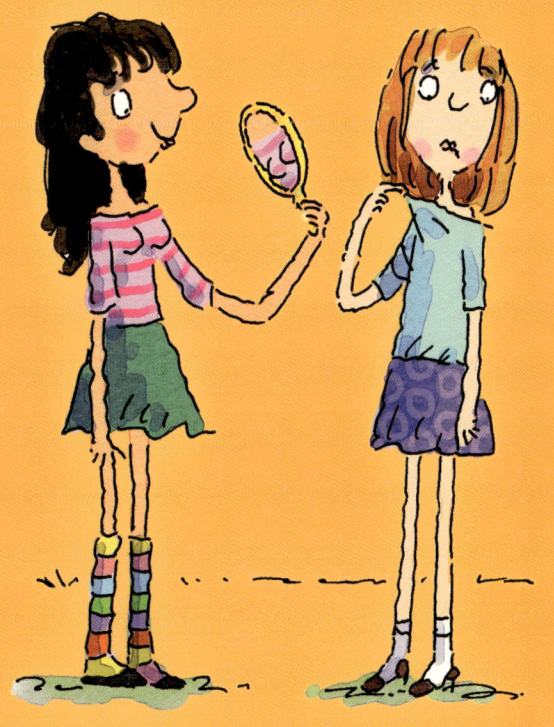

앉으나 서나 몸매 걱정

사춘기 여자아이들은 자신의 몸매에 무척이나 신경을 쓰지. 유방이 너무 크거나 작다고, 또는 몸이 삐쩍 말랐다거나 너무 통통하다고 엄청 고민하잖아.

사실 사람마다 얼굴 생김새가 다르듯 유방과 엉덩이의 모양과 크기도 제각각 달라. 모두가 꿈꾸는 완벽한 몸매

My blog

나는 친구들보다 유방이 훨씬 빨리 자랐어요. 브래지어도 일찍 입어야 했죠. 처음엔 모두가 내 가슴을 쳐다보며 쑥덕거리는 것 같았어요. 하지만 내가 브래지어를 입는 것이 더 편안하다고 느낄 때쯤, 다른 여자애들도 모두 브래지어를 입기 시작했어요. 브래지어는 더 이상 관심거리도 되지 않았죠.

16세, 명랑소녀

를 가진 사람은 아주 드물어. 너의 친구들도 모두 다르게 생겼을 거야. 그건 부모님에게서 물려받은 유전자 때문이거나 자연스런 몸의 생김새 때문이지.

젖꼭지가 안으로 쏙 들어가 있거나 볼록 튀어 나왔거나, 한쪽 유방이 더 크거나 작거나……. 그 모두가 지극히 정상이야. 이런 것들이 남들의 눈에 띌 정도로 두드러지지는 않아. 충분히 균형 잡힌 몸매로 보인단다.

여자 몸의 비밀

사람들이 전자 제품을 샀을 때, 가장 먼저 읽어 보는 게 뭘까? 맞아, 사용 설명서야. 사용 설명서를 보면 여러 장치의 이름과 기능을 자세히 알게 되어 전자 제품을 제대로 쓸 수 있잖아. 여자와 남자도 각자 자신의 몸에, 그리고 이성의 몸에 어떤 변화가 일어나는지 알아 둘 필요가 있어.

겉모양

성기 중 겉으로 볼 수 있는 부분을 외음부라고 한단다. 여자의 경우, 전체 외음부를 음문이라고 해. 음문이라고 말할 때는 바깥쪽과 안쪽 음순, 음핵(클리토리스), 요도와 질의 입구들을 모두 포함하는 거야.

음순은 입술처럼 살결이 야들야들한데, 음문의 다른 부분을 보호하기 위해 서로 포개어져 있지. 대음순은 음모로 덮여 있고, 소음순은 더 얇단다. 소음순의 꼭대기에는 작은 봉우리처럼 생긴 부분이 있어. 이것을 음핵이라고 불러.

요도 입구와 항문은 성기에 포함되지 않아. 항

이 그림은 여성의 생식 기관의 겉과 속이 어떻게 연결되어 있는가를 보여 준단다.

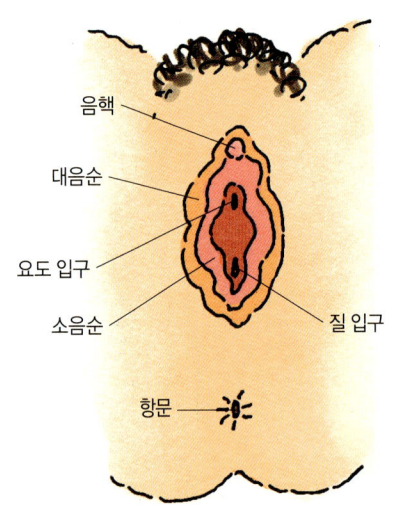
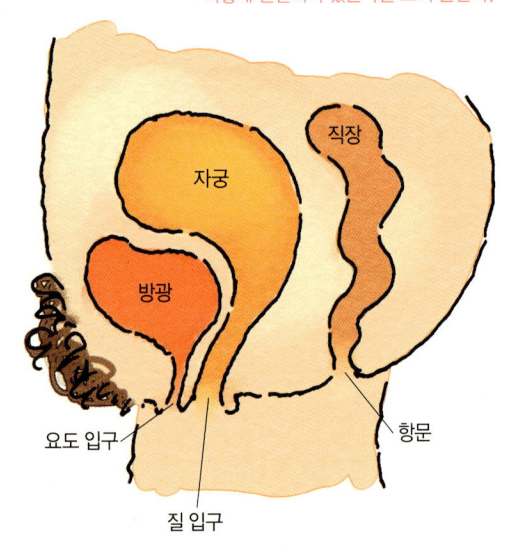

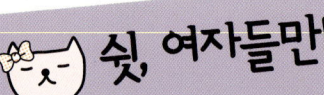

문은 대변을 몸 밖으로 내보내는 구멍이고, 요도는 소변을 내보내는 곳이야.

쉿, 여자들만!

음핵은 매우 민감해서 비비거나 만지면 기분이 좋아진단다. 좋은 기분을 느끼기 위해 자신의 성기를 만지는 것을 '자위'라고 해. 그것은 지극히 정상적인 행동이고, 네 몸에 해를 끼치지는 않아. 하지만 씻지 않은 손으로 자위를 하거나 적절하지 않은 물건을 질 속으로 집어넣는 것은 건강에 해롭단다.

가끔 화장실이나 침실에 혼자 있을 때, 거울에 너의 성기를 비춰서 살펴보렴. 처음엔 이런 행동이 부끄럽고 우스꽝스럽게 느껴지겠지만, 너의 몸에 대해 잘 아는 것은 아주 중요한 일이란다.

요건 몰랐지?

여자아이들이 생리를 시작하기 전에 질에서 투명하거나 우윳빛을 띠는 끈적끈적한 액체(냉)가 나오곤 해. 그렇다고 걱정할 필요 없어. 이것도 지극히 정상적인 거니까. 질에서는 질 벽을 촉촉하게 유지하고, 다치거나 감염되지 않도록 액체를 만들어 내는 거야. 다만 그 액체에서 나쁜 냄새가 나거나, 갑자기 양이 많아지고 걸쭉해지거나, 색깔이 변했을 경우에는 병원에 가서 검사를 받아 보는 게 좋아. 병균에 감염되어서 그럴지도 모르니까.

월경의 시작

사춘기 동안에는 몸 안의 성기들도 성숙해진단다. 그래서 여자아이들은 월경을 시작하게 돼. (월경이라는 말 대신에 생리, 멘스, 달거리라는 말을 쓰기도 해.) 월경이 시작되는 것을 더 여성스러워지는 것으로 기쁘게 받아들이는 아이들이 있는가 하면, 무척 불안해 하는 아이들도 있어. 하지만 이걸 기억하렴. 월경은 오로지 여자만 할 수 있는 일이며, 월경의 시작은 네가 여자가 되고 있다는 뜻이라는 걸 말이야.

월경은 언제 시작할까?

대개 월경은 만 11~16세 사이에 시작해. 하지만 좀 더 일찍 시작하는 경우도 있어. 대부분 엄마가 월경을 시작한 나이와 비슷한 시기에 시작하거나 유방이 나오기 시작한 지 2년쯤 뒤에 하게 되지. 하지만 정확한 날짜를 예측하기는 힘들어.

사춘기 일급 정보

월경이 시작되면 달력이나 일기장에 언제 시작해서 언제 끝났는지를 표시해 놔야 해. 그래야 다음번 월경일을 대충이라도 알 수 있단다. 월경대나 탐폰을 미리미리 준비해 두면 안심이 되지. (월경 용품 얘긴 뒷장에서 더 자세히 할 거야.) 만약 월경을 할 때 나오는 피의 양이 너무 많아서 걱정된다면 반드시 병원에 가 보렴. 하지만 큰 문제가 아닌 경우가 많아. 누구나 피의 양이 일정한 게 아니거든.

내 몸에 무슨 일이 일어나는 거지?

월경은 보통 한 달에 한 번 정도 하게 돼. 난소에서 난자를 배출하는 기간이 한 달 정도이기 때문이야. 난자는 자궁관(난관)을 따라 자궁 쪽으로 여행을 하지. 만약 난자가 정자와 만나 수정란이 되었다면 수정란은 자궁에 자리 잡아 아기로 자라게 된단다. 이런 경우를 위해, 자궁 내벽에 아기를 보호하고 발달에 필요한 영양분을 공급하기 위한 여분의 피와 세포 조직들을 만들어 놓지. 하지만 난자와 정자가 수정되지 않으면, 이런 세포 조직들이 쓸모가 없어지기 때문에 피와 같은 액체로 질을 통해 몸 밖으로 나오는 거야.

월경은 이틀에서 일주일 사이에 끝난단다. 피가 몸 바깥으로 빠져나온다고 해서 겁을 먹거나 걱정할 필요 없어. 우리 몸이 여분의 피와 세포 조직들을 내보내는 거니까. 월경을 할 때 나오는 피는 보통 상처가 났을 때 나는 피와는 전혀 다르단다.

월경 주기를 발견하다!

여자들은 대부분 한 달에 한 번 또는 3~5주에 한 번 꼴로 월경을 해. 하지만 첫 월경(초경)을 하고 난 뒤 적어도 5년 동안은 규칙적으로 월경을 시작하지 못할 수도 있어. 월경 첫날에서부터 다음번 월경 첫날까지를 월경 주기라고 하는데, 그 주기는 짧게는 3주 정도이고, 길게는 6주 이상이 될 수도 있거든.

어느 정도 시간이 지나 주기가 일정해졌다 하더라도 갑자기 몸이 몹시 아프다거나 심한 운동을 한 경우엔 월경을 하지 않고 건너뛰기도 해. 어려운 시험을 며칠 앞두고 몹시 스트레스를 받았거나, 그 밖에 흥분되는 일을 겪었다 하더라도 마찬가지야. 또한 임신을 한 경우에도 월경이 멈춘단다. 만일 성관계를 했는데, 월경을 하지 않는다면 곧바로 병원에 가서 진찰을 받아야 해.

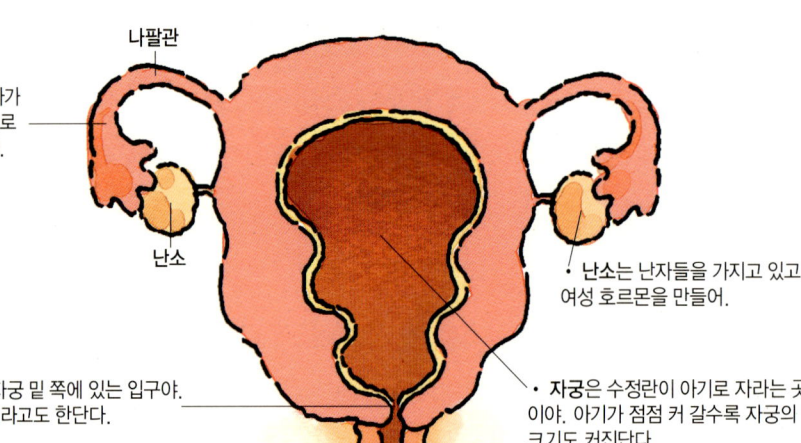

〈여성 성기의 내부 모습〉

- 나팔관은 난자가 난소에서 자궁으로 이동하는 길이야.
- 난소는 난자들을 가지고 있고 여성 호르몬을 만들어.
- 자궁경부는 자궁 밑 쪽에 있는 입구야. 이것을 자궁목이라고도 한단다.
- 자궁은 수정란이 아기로 자라는 곳이야. 아기가 점점 커 갈수록 자궁의 크기도 커진단다.
- 질은 질 입구에서 자궁경부에 이르는 통로에 해당하는 관이야. 월경을 할 때 이곳을 통해서 피가 나온단다.

요건 몰랐지?

여자아이는 수십만 개의 난세포들을 가지고 태어난단다. 이것들은 난소에서 발달하지. 사춘기가 되면 난자는 한 번에 하나씩만 성숙되는 거야. 난자의 성숙이 멈추면 월경도 멈추게 되는데, 대략 40~50대에 이런 일이 일어나지. 이 시기를 '폐경기' 또는 '완경기'라고 한단다.

월경을 할 때의 몸가짐

여자들은 월경을 하는 동안 나오는 피가 옷에 묻는 것을 막기 위해 월경 용품을 쓴단다. 이때 패드로 된 월경대(생리대)나 질 안에 넣는 탐폰을 쓰지. 또는 두 가지 모두를 쓰기도 해.

월경대와 탐폰

월경대는 팬티 안쪽에 붙이는 패드야. 대부분의 월경대는 뒷면에 접착제가 있어 팬티에 잘 달라붙어. 또 어떤 것은 월경대 가운데에 날개가 달려 있어 팬티 밑으로 접어 붙일 수 있지. 그래서 피가 밖으로 새는 것을 막아 준단다.

탐폰은 손가락 모양의 작은 솜뭉치야. 한쪽 끝에는 줄이 달려 있지. 탐폰은 질 안쪽으로 집어넣어 쓰는 것인데, 꺼낼 때는 한쪽 끝의 줄을 잡아당기면 된단다. 어떤 것은 카드보드지나 플라스틱 도구가 달려 있어서 탐폰을 쉽게 넣을 수 있도록 되어 있어.

어떤 여자들은 탐폰보다 월경대를 더 선호하기도 해. 질 안으로 탐폰을 집어넣는 일이 번거롭고 싫기 때문이야. 하지만 탐폰은 몸에 딱 달라붙는 옷을 입더라도 '월경 중'이라는 흔적이 겉으로 드러나지 않는다는 장점이 있어. 또 수영을 비롯해 여러 가지 수상 스포츠를 즐길 때에도 쓸 수 있지. 그래서 월경대를 쓰던 여자들이 나중에는 탐폰을 써 보기도 한단다.

　월경대든 탐폰이든 여러 가지 제품들을 직접 써 보고 그때그때 상황에 맞게 골라서 쓰면 돼. 그중 무엇을 선택하든 네 마음이니까.

피의 양에 따라

　월경 첫날에는 나오는 피의 양이 많다가 갈수록 양이 줄어들어. 피의 양이 많을 때를 위한 더 두껍고 큰 월경대와 탐폰도 있고, 양이 적은 날을 위한 작은 월경대도 있어. 팬티라이너는 아주 얇은 월경대인데, 월경이 끝나기 하루나 이틀 전 팬티에 얼룩이 지는 정도로 피의 양이 아주 적을 때 쓸 수 있어. 월경이 시작될 때는 피의 양이 아주 많기 때문에 월경대와 탐폰을 같이 쓰기도 한단다.

> ## 사춘기 일급 정보
>
> 다양한 제품의 월경대와 탐폰을 써 보고 나서 네게 맞는 것을 고르도록 하자. 세균에 감염되지 않으려면 월경대와 탐폰을 자주 갈아 주어야 해. 적어도 하루에 3~4번 이상은 갈아 주는 게 좋아. 피의 양이 많은 날 밤에는 탐폰을 쓰지 말고, 좀 더 크고 넓은 월경대를 쓰렴.

월경 중이라고 해서 네가 좋아하는 활동들을 다 포기할 필요는 없어. 설령 네가 좋아하는 운동이 수영이라고 해도 말이야.

〈탐폰을 쓰는 법〉

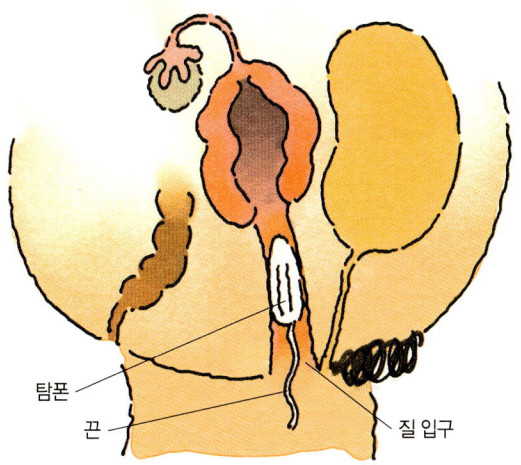

탐폰 / 끈 / 질 입구

탐폰을 쓰기 전에 먼저 긴장을 풀고 숨을 천천히 내쉬렴. 그리고 천천히 질 속으로 탐폰을 집어넣어. 손가락 길이 정도로 불편하지 않을 만큼 집어넣었으면, 탐폰에 달린 줄을 질 바깥쪽으로 빼놓으렴. 그래야 나중에 탐폰을 쉽게 꺼낼 수 있단다.
만약 탐폰을 처음 쓴다면, 탐폰의 끝 부분에 수용성 젤리를 발라도 좋아. 그러면 탐폰이 훨씬 더 부드럽게 들어간단다.
수용성 젤리는 약국에서 살 수 있이.

쉿, 여자들만!

다 쓴 월경대는 휴지나 월경대 포장지로 잘 싸서 쓰레기통에 버리자. 변기 안에다 버리면 하수도관이 막히거나 환경을 오염시킬 수 있거든. 탐폰은 크기가 워낙 작아서 변기에 버린 뒤 물을 내리면 괜찮을 거라 생각하기 쉽지만 이 것도 꼭 쓰레기통에 버려야 한다는 걸 기억해 두렴.

사춘기 일급 정보

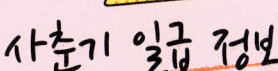

* 월경대나 탐폰이 미처 준비되지 않았을 때 월경을 시작하게 되었다면 당황하지 말고 이렇게 해 보렴. 얼른 화장실로 가서 화장지 뭉치를 월경대처럼 팬티 안쪽에 넣고는 친구나 선생님에게서 월경대를 얻거나, 공중화장실 자판기에서 사는 거야.

* 바지나 치마에 피가 묻었다면 일단 스웨터나 겉옷을 벗어서 허리에 둘러 얼룩진 부분을 가리렴. 그 다음 다른 옷으로 갈아입으면 돼.

* 목욕이나 샤워를 할 때는 탐폰을 착용하지 않는 것이 좋아. 물 안에서는 피가 거의 나오지 않거든. 그러니까 목욕이나 샤워를 하기 전에 탐폰을 꺼내고 목욕 후에 새것을 집어넣으렴.

민감해진 몸과 마음 다스리기

여자들은 대개 월경을 하기 전후에 월경통을 겪는단다. 월경통은 주로 배가 빵빵해지고, 유방이 커지고 욱신거리며, 아랫배나 허리가 아프거나 두통이 생기는 등의 증상으로 나타나지. 물론 개인차가 있어서 모두 똑같은 증상을 겪는 것은 아니야. 어쨌든 이런 고통을 줄일 수 있는 방법이 있단다.

월경통 줄이기

스트레칭과 같은 간단한 운동으로도 월경통을 줄일 수 있어. 유방이 민감해져 있다면 월경 기간 동안에는 더 단단하게 받쳐 주는 브래지어를 입어 봐. 배에 뜨끈한 물주머니를 올려놓는 것도 도움이 된단다. 통증이 있는 부위에 뜨거운 느낌을 주는 파스 같은 것을 붙여 놓을 수도 있지. 때때로 진통제를 먹는 게 도

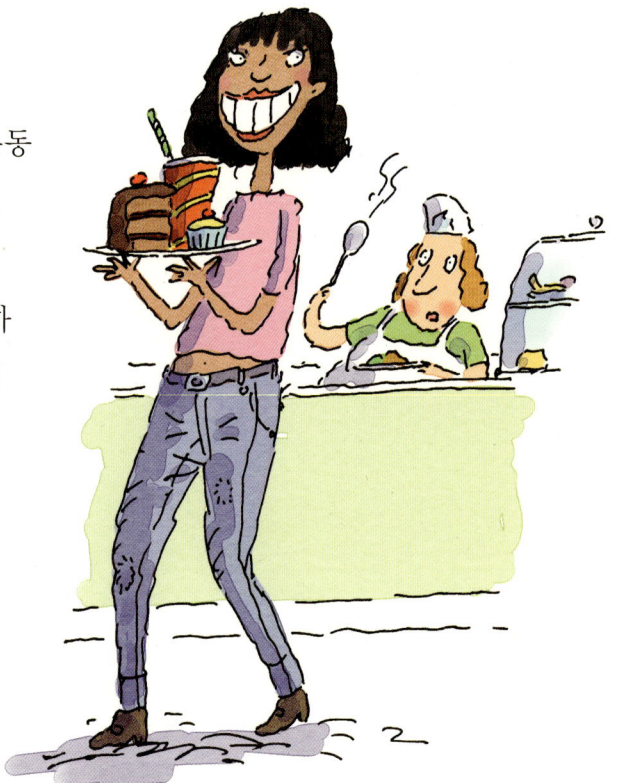

월경 기간에는 평소보다 더 허기지고 식탐이 생기곤 해. 그래도 건강 식단을 지키도록 하자.

움이 되기도 해. 하지만 약을 먹기 전에는 꼭 약사나 부모님과 상의를 해야 한다는 걸 잊지 말자.

> ### 사춘기 일급 정보
>
> 여자아이들 대부분은 월경을 시작할 즈음부터 매우 예민해지곤 해. 그 이유 중 하나는 자신의 몸에서 고약한 냄새가 나지 않을까 걱정하기 때문이야. 그런 걱정을 날려 버리려면 날마다 샤워를 하면서 음문을 깨끗이 씻어 주는 게 좋아. 무엇보다 생리 중에는 질병에 감염될 확률이 높거든. 음문을 씻을 때에는 앞쪽에서 뒤쪽으로 씻은 뒤 잘 말려 주어야 해. 그래야 박테리아가 항문에서 질로 옮아가는 것을 막을 수 있거든. 같은 이유로 대변 뒤처리를 할 때에도 앞쪽에서 뒤쪽으로 닦는 것이 좋단다.

월경 전 긴장 상태(PMT)

월경은 몸뿐만이 아니라 마음을 불편하게 만들 수도 있단다. 월경을 시작하기 직전에는 평소보다 더 감정적인 상태가 될 수 있지. 즉, 감정의 기복이 심해져서 성격이 거칠어지거나, 갑자기 눈물이 많아지고 쉽게 피곤함을 느껴서 뭔가에 집중하기가 어려울 수도 있어. 의사들도 이런 '월경 전 긴장 상태(pre-menstrual tension, PMT)'가 나타나는 이유를 완벽하게 설명하지는 못하지만 월경 주기 동안 호르몬 수치의 변화가 감정을 통제하는 뇌 부위에 영향을 주기 때문이라는 이론이 있단다.

'월경 전 긴장 상태'는 여러 가지 간단한 방법들로 잠재울 수 있어. 월

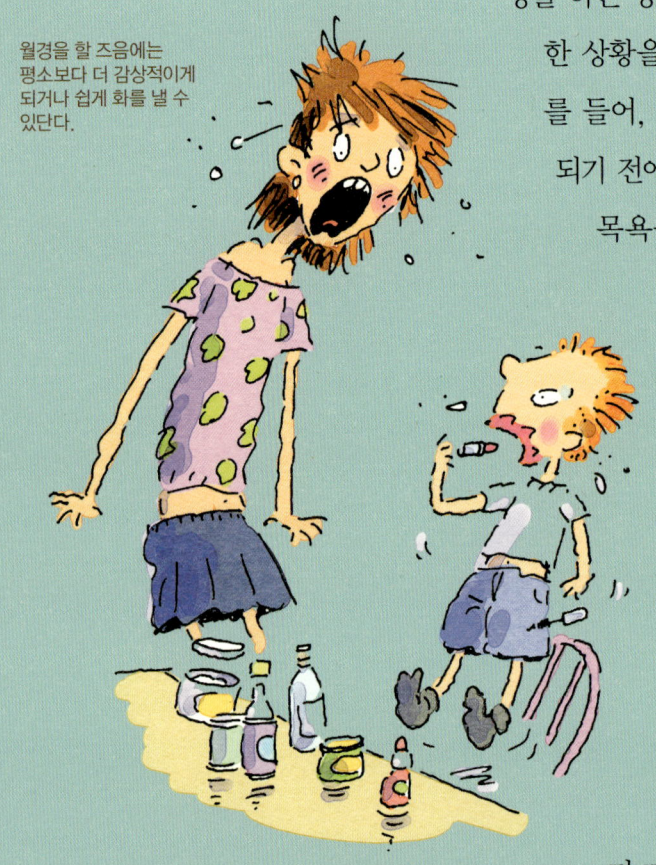

월경을 할 즈음에는 평소보다 더 감상적이게 되거나 쉽게 화를 낼 수 있단다.

경을 하는 동안에는 스트레스를 크게 받을 만한 상황을 피하는 것도 도움이 된단다. 예를 들어, 숙제를 미루지 말고 월경이 시작되기 전에 미리 해 놓는 거야. 그리고 거품 목욕을 하면서 마음을 가다듬거나, 좋아하는 책이나 잡지를 보면서 평소보다 일찍 잠자리에 드는 것도 좋아.

기분이 좋지 않을 때에는 억지로 참지 말고, 다른 사람들에게 자신의 상황을 솔직하게 털어놓는 것도 도움이 된단다. 네가 누군가에게 신경질적으로 행동한 것에 대해 사과하면서 '월경 전 긴장 상태'에 있기 때문이라고 설명할 수 있어.

여자끼리만 하는 얘기

겨드랑이와 다리, 성기 주위에 난 털, 그리고 입술 위쪽에 난 털의 빛깔이 짙어지면, 이것을 그냥 놔둘지 아니면 깎아 버릴지 한 번쯤 고민하게 될 거야.

털을 없애는 방법

보기 싫은 털을 없애는 방법은 여러 가지가 있어. 하지만 각 방법마다 들어가는 비용과 시간, 통증 면에서 차이가 있단다.

- **면도**: 빠르고, 값싸게 할 수 있는 방법이야. 게다가 통증도 없지. 단, 주의할 게 있어. 비누칠을 한 촉촉한 피부에 깨끗한 면도기로 털을 깎아야 해. 그러지 않으면 피부에 염증이 생기고 가려울 수 있어. 참, 여자는 절대 얼굴 털을 면도해서는 안 되는 것 알지? 얼굴 털을 깎으면 다시 자란 털이 더 두껍고 진해질 수 있어.

- **제모 크림**: 모근을 없애는 것이 아니기 때문에 통증이 거의 없어. 다시 자라난 털이 면도를 했을 때보다 부드럽긴 하지만 비용이 많이 들고 피부에 염증이 생길 수 있어.

- **뽑기**: 비용이 적게 들어. 털이 다시 자라는 속도도 느리게 진행되긴 하지만, 다리털을 완전히 뽑으려면 아마도 수 주가 걸릴 거야. 젖꼭지 주변의 털은 작은 가위로 깨끗하게 정리할 수 있어. 하지만 털을 뽑아 버리면 털이 살로 파고들거나 감염이 될 수 있어.

- **왁싱**: 집이나 미용실 같은 곳에서 할 수 있는 방법이야. 털이 다시 자라는 데 시간이 오래 걸리고 다시 나온 털도 가늘어질 거야. 하지만 통증이 심한 데다 비용도 많이 들어.

- **전기 요법**: 이건 피부과나 피부 관리실 같은 데서 하는 방법이야. 비용이 많이 들기는 하지만 효과는 영구적이란다.

> **My blog**
>
> 나는 아홉 살 때부터 겨드랑이 털이 나기 시작했어요. 그땐 친구들이 내가 털이 난 것을 알아보는 게 창피해서 꼭 면도를 했죠. 지금은 수영복을 입고 해변에 갈 때에만 해요. 모든 사람은 있는 그대로의 자기 자신에 대해 편안하게 생각해야 해요. 그래서 나는 면도는 필수가 아닌 선택이라고 말하고 싶어요. 해야 할 때만 하면 되지요.
>
> 14세, 털보소녀

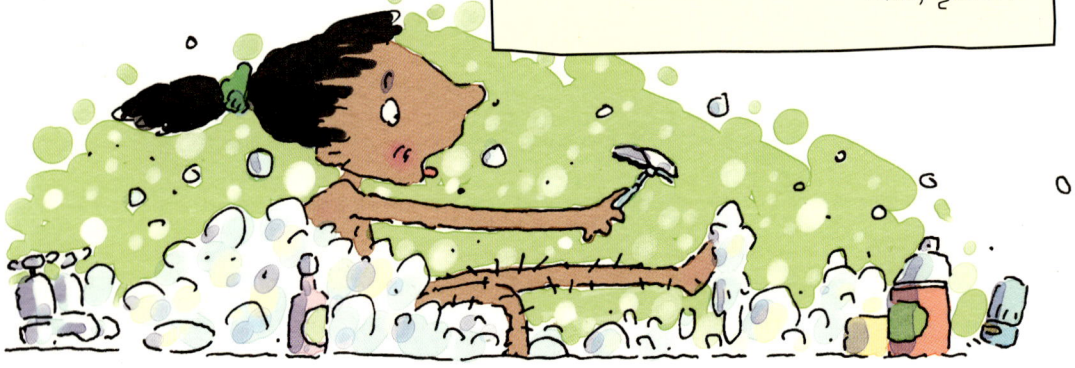

- **탈색:** 까만 털을 피부색과 비슷하게 만드는 방법이란다. 통증이 전혀 없기는 하지만 피부색이 검은 사람한테는 적당하지 않은 방법이지.

질염과 방광염

여자들은 질염과 방광염을 조심해야 해. 질염은 말 그대로 질에 염증이 생긴 것으로, 질염에 걸리면 질이 가렵고 욱신거려. 게다가 끈적끈적하고 고약한 냄새가 나는 하얀 분비물이 나오고 소변을 볼 때 아프지. 이런 증상이 나타나면 처방도 없이 아무 약이나 사지 말고, 병원에 가서 의사에게 정확한 진단부터 받는 것이 중요하단다.

방광염은 박테리아가 방광의 점막에 염증을 일으킨 거야. 방광염에 걸리면 소변이 자주 마려우면서도 제대로 시원하게 볼 수 없지. 그리고 소변을 볼 때마다 요도가 따끔거리고, 색깔이 탁한 소변이 나오는 데다 미열과 함께 등이나 배에 통증이 느껴진단다. 이러한 증상이 있다면 병원에 가서 의사의 진료를 받아야 해.

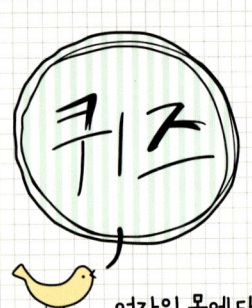

퀴즈

여자의 몸에 대해 얼마나 아는지 점검해 볼까?

1. 여자아이의 사춘기는 유방이 커지면서 시작된다.
   □ 맞다   □ 틀리다

2. 난소에서 난자를 만들기 시작할 때 월경이 시작된다.
   □ 맞다   □ 틀리다

3. 초기에는 월경 주기가 종종 불규칙할 수 있다.
   □ 맞다   □ 틀리다

4. 적어도 4시간에서 8시간에 한 번은 탐폰을 갈아야 한다.
   □ 맞다   □ 틀리다

5. 사용한 월경대나 탐폰은 변기 속에 버려 물에 내려 보내는 것이 좋다.
   □ 맞다   □ 틀리다

6. PMT는 Perfect Menstrual Timing(완벽한 월경 기간)을 말한다.
   □ 맞다   □ 틀리다

7. 월경을 하는 동안에는 심한 운동을 하지 않는 것이 좋다.
   □ 맞다   □ 틀리다

8. 여자가 얼굴에 난 솜털을 없애는 가장 좋은 방법은 면도를 하는 것이다.
   □ 맞다   □ 틀리다

9. 여자는 겨드랑이와 팔다리의 털을 반드시 깎아야 한다.
   □ 맞다   □ 틀리다

퀴즈 정답

1. 맞다. 2. 없다. 3. 맞다. 4. 맞다. 5. 틀리다(흡지지 말 것이며, 쓰레기통에 버려야 해). 6. 틀리다(PMT는 Pre-Menstrual Tension의 약자란다.). 7. 맞다. 8. 틀리다(없고 피부만 더 상하게 된다.). 9. 틀리다(반드시 할 필요는 없단다. 상황에 따라 결정하면 돼.).

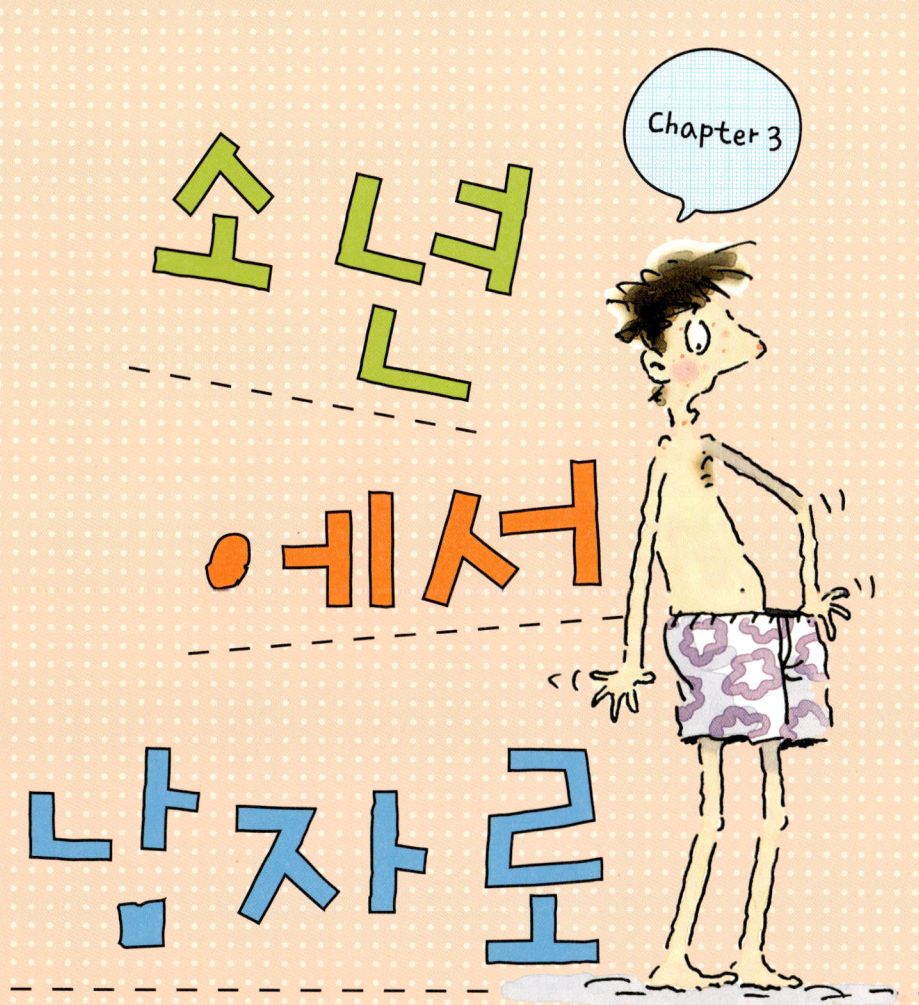

변성기와 울대뼈, 그리고 털

사춘기 변화 중에는 오직 남자아이들에게만 나타나는 것도 있어. 남자가 되어 가는 과정에서 몸 안팎으로 변화가 생기는 거지. 예를 들어 털이 더 많이 나거나 목소리가 굵어져. 허리 아래쪽으로도 많은 변화가 생기지. 이럴 때 어떤 아이들은 자신의 은밀하고 사적인 부분을 내보이는 것 같은 기분이 들 수 있단다.

오늘 나오고, 내일 사라지는 털

사춘기 남자아이들에게 가장 먼저 나타나는 건 바로 덥수룩해지는 털이야. 사춘기 동안 남자아이들은 얼굴에 수염이 나고 겨드랑이의 털이 길어지며, 성기 주위의 털이 거칠고 굵어진단다. 팔다리의 털도 점점

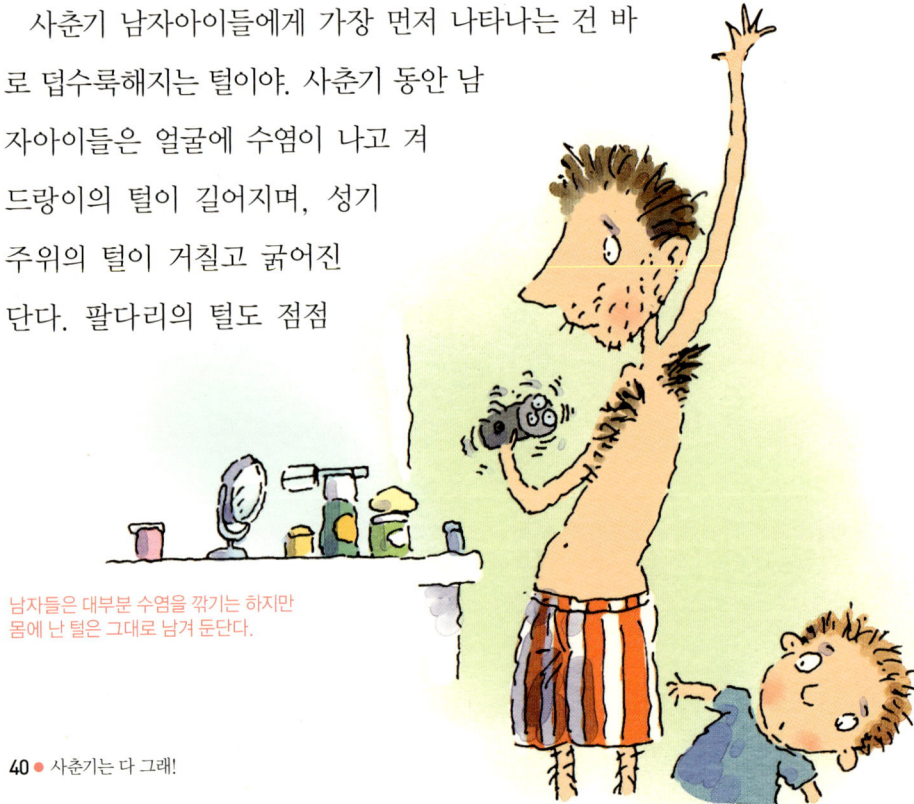

남자들은 대부분 수염을 깎기는 하지만 몸에 난 털은 그대로 남겨 둔단다.

굵고 검어지지.

어떤 남자들은 사춘기 후반이나 그 이후에 가슴에 털이 나기도 해. 하지만 모두가 그런 것은 아니야.

많은 남자아이들과 성인 남자들이 얼굴 면도를 하지만 콧수염과 턱수염을 깎지 않는 사람도 있어. 세균에 감염되지 않으려면 반드시 면도 크림을 사용하고, 면도기를 다른 사람과 함께 쓰지 않아야 해.

> **My blog**
>
> 열세 살 때 젖꼭지가 욱신거리고 커지기 시작했어요. 이러다 여자처럼 유방이 생길까 봐 두려웠어요. 지금은 괜찮아요. 욱신거리던 것도 가라앉았고요. 내 가슴은 단지 조금 커졌을 뿐이에요. 그 당시 이런 증상이 정상이라고 말해 주는 사람이 있었더라면 걱정을 하지 않았을 텐데…….
>
> 16세, 보라돌이

목소리가 왜 이러지?

사춘기에는 목소리도 영향을 받는단다. 그래서 대화 도중에 갑자기 이상한 고양이 소리나 삑삑거리는 소리를 낼 수 있어. 어른들처럼 목소리가 굵어지는 변성기가 찾아온 거지. 목소리는 '성대'라고 불리는 목구멍 근육을 통해 나오거든. 성대는 후두 안쪽에 있어. 아이에서 어른으로 자라면서 후두가 점점 두꺼워지기 때문에 목소리가 굵고 낮아지는 거야. 남자아이가 말할 때 삑삑거리는 이상한 소리를 내는 것은 후두가 이러한 변화에 적응하려 하기 때문이야. 목소리가 굵은 저음으로 안정된 소리를 내게 될 때 삑삑거리는 소리도 멈추게 된단다.

쉿, 남자들만!

사춘기 남자아이들은 목소리만 변하는 게 아니라, 목에 울대뼈가 튀어나와. 울대뼈는 목의 후두 부위에 혹처럼 볼록 튀어나온 것을 말한단다. 성대가 점점 커지면서 후두도 덩달아 커지는데, 이 크기가 너무 커서 목 바깥쪽으로 살짝 부풀어 오른 거지. 울대뼈가 유독 큰 사람도 있고 아주 작은 사람도 있어. 다른 것들과 마찬가지로 사람마다 다 다르단다.

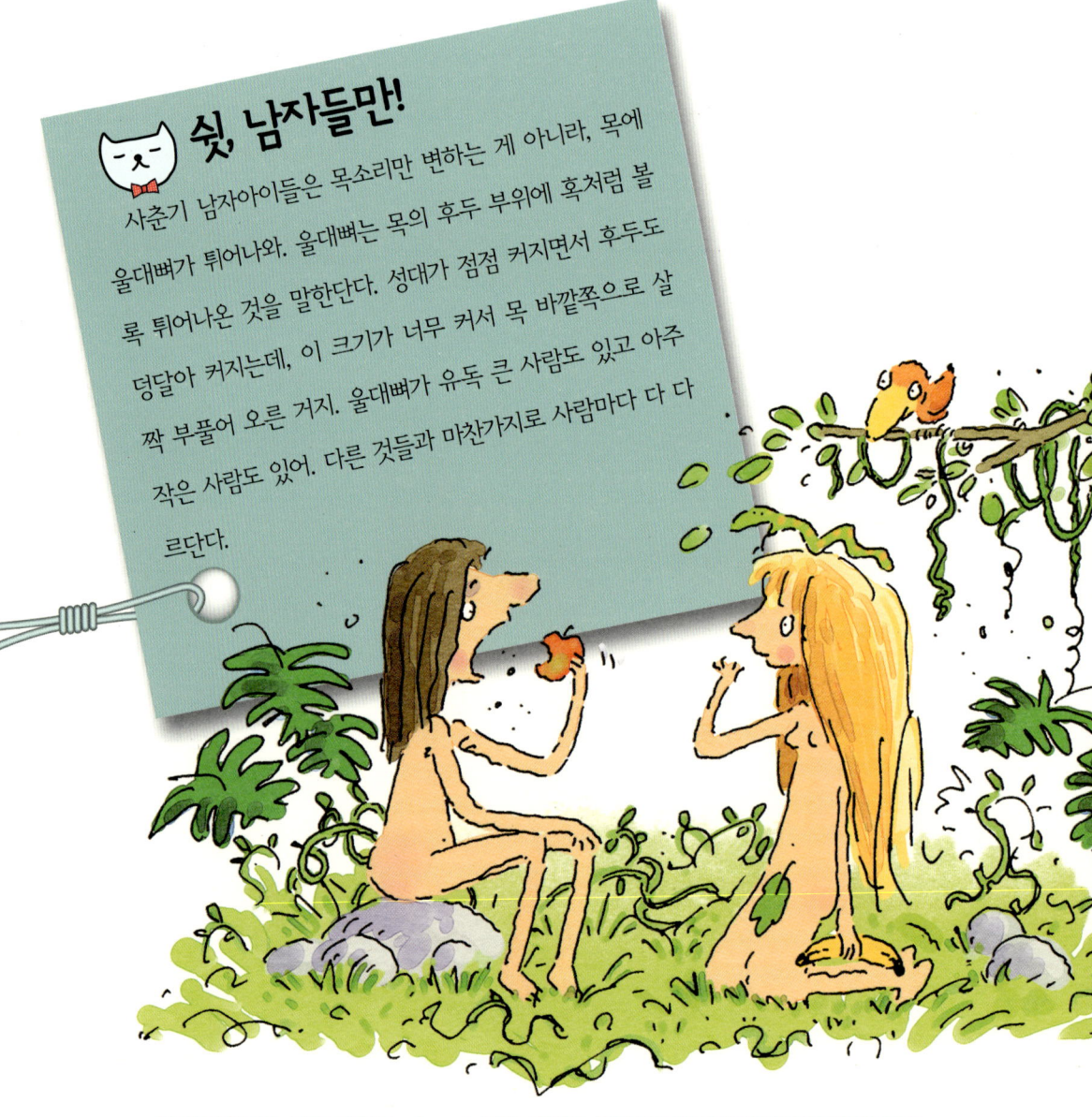

울대뼈를 영어로는 아담스애플(Adam's apple)이라고 한단다. '아담스애플'은 에덴동산에서 아담이 이브가 준 금단의 열매(선악과)를 먹다 목에 걸렸다는 이야기에서 따온 이름이야.

남자 몸의 비밀

남자아이들은 외적인 변화가 일어나기에 앞서 몸 안쪽에서도 변화가 나타난단다. 그러니까 몸의 안쪽에서는 생식 기관이 만들어지고, 바깥쪽에서는 생식기 모양이 변하는 거지.

남자의 생식 기관

사춘기 남자아이들은 어느 날 자신의 고환이 커진 것을 알아보고 깜짝 놀랄 거야. 고환은 럭비공 모양의 분비샘인데, 음낭이라고 부르는 주름진 피부로 덮여 있지. 사춘기 동안 고환의 크기와 모양은 작은 자두와 비슷하단다.

고환은 몸의 바깥쪽에 달려 있는데, 그 이유는 정자를 체온보다 낮은 온도로 유지하기 위해서야. 고환은 한쪽이 다른 쪽보다 약간 작아. 이건 매우 정상적인 거야. 이런 생김새 덕에 고환끼리 서로 부딪히는 일을 줄일 수 있는 거란다.

> **사춘기 일급 정보**
>
> 고환은 몸의 바깥에 달려 있기 때문에 다치기 쉬워. 혹시 축구를 할 때 다른 팀 친구의 발에 그곳을 차여 봤다면 잘 알 거야. 럭비처럼 몸싸움이 많은 운동이나 야구처럼 방망이를 휘두르는 운동을 할 때는 반드시 보호대를 착용하도록 하자.

고환의 크기가 커지기 시작한 지 채 일 년이 못 되어, 음경도 두껍고 길어지지. 음경 안쪽에는 요도가 있어서 방광에 있는 소변을 밖으로 내보낸단다. 정자도 사정을 할 때 이 관을 따라 음경 밖으로 나가는 거야. (사정에 관한 것은 뒤에서 더 자세히 얘기해 줄게.)

 요건 몰랐지?

남자는 갓난아이였을 때나 열두 살 즈음에 포피의 일부분을 벗겨 내는 시술을 받는 경우가 있어. 이것을 포경 수술이라고 해.(포피는 음경 끝 쪽에 있는 귀두를 덮고 있는 피부의 주름인데, 매우 민감하고 부드러운 부분이란다.) 포경 수술은 유대교나 이슬람교를 믿는 사람들 사이에서 주로 종교적인 이유로 행해진 거야. 포피와 귀두 사이에 기름 때나 먼지가 잘 끼어서 간혹 포경 수술을 하는 경우가 있는데, 이 부분을 매일 깨끗이 씻어 주기만 한다면 포경 수술은 꼭 하지 않아도 된단다.

정자 공장

몸 안쪽의 성 기관은 대부분 정자를 만들고 이동시키는 것과 관련되어 있어. 정자는 남자의 생식 세포이지. 고환은 정자를 만드는 기관인데, 사춘기에는 하루에 수백만 개의 정자를 만들어 낸단다. 다른 내부 성 기관은 정자를 저장하고(부고환), 고환에서 요도로 정자를 이동시키고(수정관), 정자를 건강하게 유지시키는 액체를 만들어 낸단다(정낭과 전립선). 고환이 정자를 만들기 시작한 뒤로, 거의 일생 동안 계속해서 정자를 만들게 된단다.

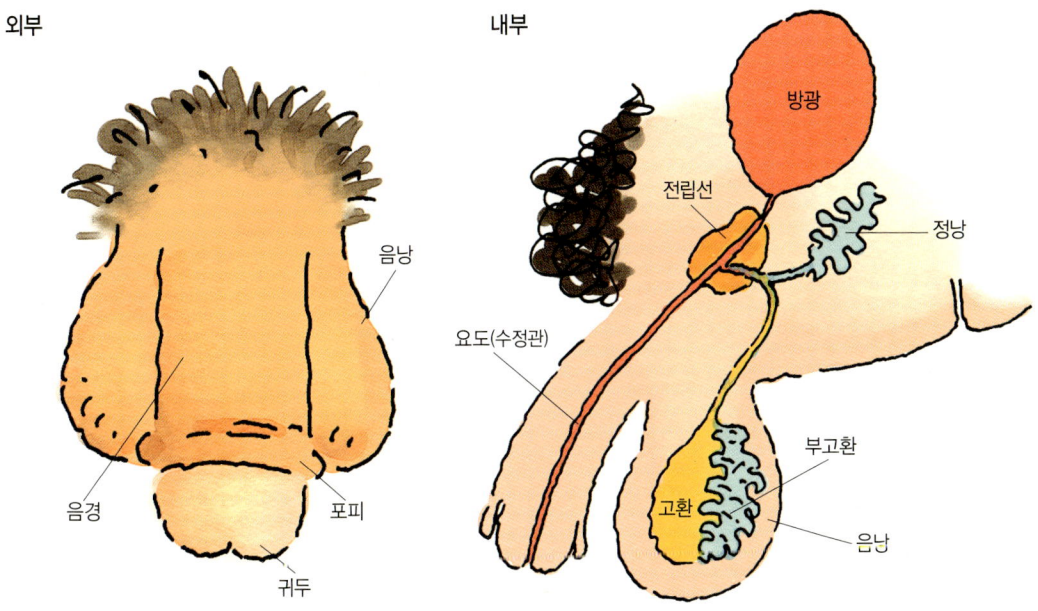

〈남성의 생식 기관〉

내 맘대로 안 되는 걸 어떡해?

사춘기 남자아이들은 종종 음경이 자기 멋대로 군다고 생각할지도 몰라. 음경이 예상치 않은 순간에 발기하기 때문이지. 발기는 음경이 딱딱하게 굳는 것을 말해. 이때는 온몸의 호르몬이 죄다 아래쪽으로 내려가는 것 같을 거야.

발기에 관한 모든 것

남자아이들은 성호르몬을 분비하기 시작하면 더 자주 성적인 감정을 느낀단다. 이러한 감정이 고조되면 발기를 하게 되지. 발기는 남자가 생식을 할 수 있게 하는 상태야. 그런데, 문제는 적절하지 않은 순간에 발기를 할 때지. 버스에 타고 있을 때나 교실에 앉아 수업을 받을 때에도 발기를 하니, 이것 참 난감한 일이지.

요건 몰랐지?

- 성인 남자는 매일 평균 5천만 개에서 5억 개의 정자를 만든다.
- 정자는 매우 작아서 현미경으로만 볼 수 있다.
- 사정을 하는 동안 남자는 한 티스푼 정도의 정액을 방출하는데, 여기에는 대략 4억 개의 정자가 들어 있다.

발기는 남자가 행복하고 편안한 기분을 느껴서 일어나기도 하고, 단지 성호르몬이 작동하기 때문에 일어날 수도 있어. 그래도 이게 다 정상적인 거야. 편안한 마음으로 다리를 꼬고 앉아서 2분만 기다려 봐. 곧 진정될 테니까. 물론 이 사실을 아무도 알아차리지 못할 거야.

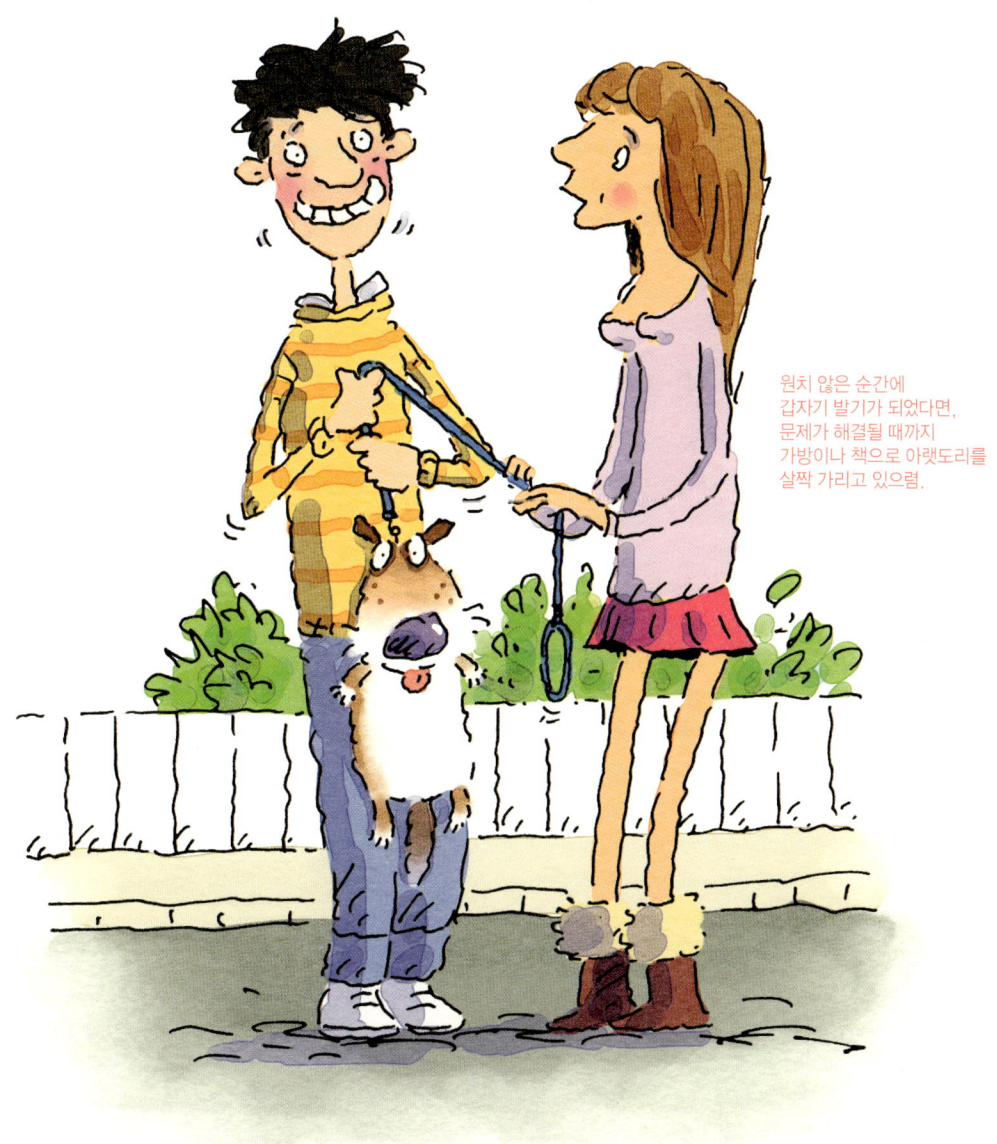

원치 않은 순간에 갑자기 발기가 되었다면, 문제가 해결될 때까지 가방이나 책으로 아랫도리를 살짝 가리고 있으렴.

발기는 음경의 해면세포에 혈액이 몰려 혈관이 확장됐기 때문에 일어나는 거야. 그래서 음경 주변의 근육이 긴장하게 되고 음경이 딱딱해지는 거지. 풍선에 물을 채워 넣었을 때 크기가 커지고 단단해지지? 그와 비슷한 현상이라고 생각하면 돼.

> ### 사춘기 일급 정보
>
> 발기되었을 때는 소변을 참을 수 있어. 음경이 딱딱하게 굳어서 방광에서 요도로 이르는 근육을 닫아 버리기 때문이지. 그래서 사정과 소변을 보는 것을 동시에 할 수는 없단다. 요도에서 정액과 소변이 섞일 일은 전혀 없다는 뜻이지.

사정은 어떻게 하나?

음경이 발기를 하는 동안, 사정도 함께 경험하게 돼. 사정은 부고환을 통해 나온 정자가 수정관을 지나 음경 밖으로 빠르게 나오는 거야. 나오는 길에 정낭와 전립선에서 나온 액체가 정자와 섞여 우윳빛을 띠는데, 이것을 정액이라고 불러. 정액은 요도를 통해 음경의 끝으로 뿜어져 나온단다. 그러나 사정되지 못한 정액은 3주 동안 고환에 머물러 있다가 몸으로 흡수된단다.

남자끼리만 하는 얘기

대부분의 남자아이들이 걱정하는 한 가지는 자신의 음경이 정상인가 하는 거야. 내 것이 너무 작지는 않나? 또는 너무 크지는 않나? 모양이 이상한 건 아닌가? 하고 말이지.

음경의 크기와 모양

남자아이들은 종종 자신의 음경 크기를 다른 사람들과 비교하곤 해. 그럴 필요가 전혀 없는데 말이지. 음경의 크기는 상황에 따라 달라지거든. 모든 사람이 평온한 상태에 있을 때는 음경이 줄어들어 있지만, 발기했을 때에는 크기가 커진단다. 음경이 한쪽으로 휘어져 있는 사람도 있는데, 이것 또한 정상이란다.

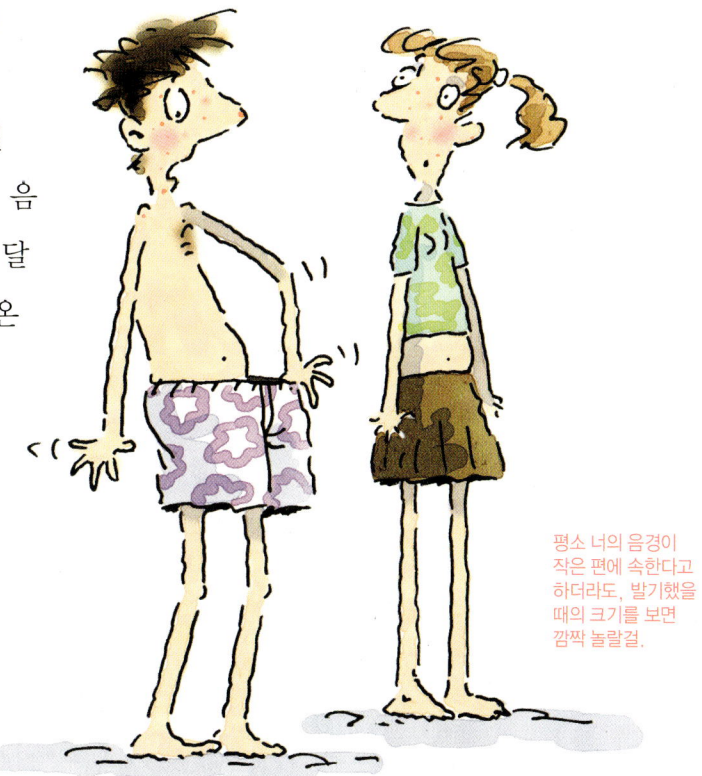

평소 너의 음경이 작은 편에 속한다고 하더라도, 발기했을 때의 크기를 보면 깜짝 놀랄걸.

소년에서 남자로 ● 49

> **My blog**
>
> 초등학교 시절 나는 내 음경이 남들보다 아주 작다고 생각했어요. 이건 나한테 정말이지 심각한 문제였지요. 운동 뒤에도 다른 사람들과 같이 샤워를 하지 않으려고 일부러 피했었죠. 지금은 발기했을 때 음경이 긴 사람도 있고, (나처럼) 발기하지 않았을 때 음경이 줄어들어 있는 사람도 있다는 걸 알아요. 그동안 괜한 걱정으로 시간을 낭비했었던 거예요.
>
> 17세, 작은거인

음경의 크기와 모양은 남자다운 것과 전혀 상관이 없단다. 음경이 어떻게 생겼건 충분히 제 역할을 할 수 있다는 말이야. 음경의 생김새는 그 기능에 아무런 영향을 주지 않거든. 연구 결과를 보면, 남자아이나 성인 남자나 평소의 음경 크기에 상관없이 완전히 발기했을 때의 음경 크기는 거의 비슷하다고 하는구나.

몽정이 뭐지?

몽정은 남자아이들이 잠을 자는 동안 사정을 하는 것을 말해. 대개 잠자리에서 일어났을 때 이불이나 속옷이 젖어 있는 것을 발견하면서 몽정의 첫 경험을 하게 되지. 그건 매우 자연스러운 일이란다. 적어도 남자아이 열 명 중 여덟 명은 몽정을 경험하지. 사춘기에는 아마도 잠자리에서 전혀 의식하지 못한 채 발기를 여러 번 하게 될 거고, 한 달에 한 번 이상은 몽정을 할 거야. 몽정은 남자아이라면 누구나 거쳐 가는 것이고 나이가 들면서 저절로 멈춘단다.

자위가 뭐지?

자위는 자신의 음경을 주무르거나 비비면서 발기시키고 사정을 하는 것을 말해. 대부분의 남자는 음경을 만지면서 기분 좋은 찌릿한 감정을 느낀단다. 자위할 때 이러한 감정들을 점점 더 강하게 느끼게 되지. 사정할 때 느끼는 극도의 흥분을 '오르가슴' 또는 '절정감'이라고 해. 자위로 이러한 감정을 느낀다고 해서 잘못된 것도 아니고, 또 해로운 것도 아니야. 그렇다고 반대로 자위를 하지 않는 것이 이상한 것도 아니지. 하지만 자위는 매우 사적인 일이기 때문에 자기 방에서 혼자 조용히 해결해야 한단다.

사춘기 일급 정보

네가 교장 선생님이나 좋아하지 않는 사람들 또는 할머니에 대한 꿈을 꾸다가 몽정을 했다고 해서 기겁할 거 없어. 말도 안 되는 상대와 야한 꿈을 꾸었을 뿐이지, 네가 진정 그런 일을 원한다는 의미는 아니니까 말이야.

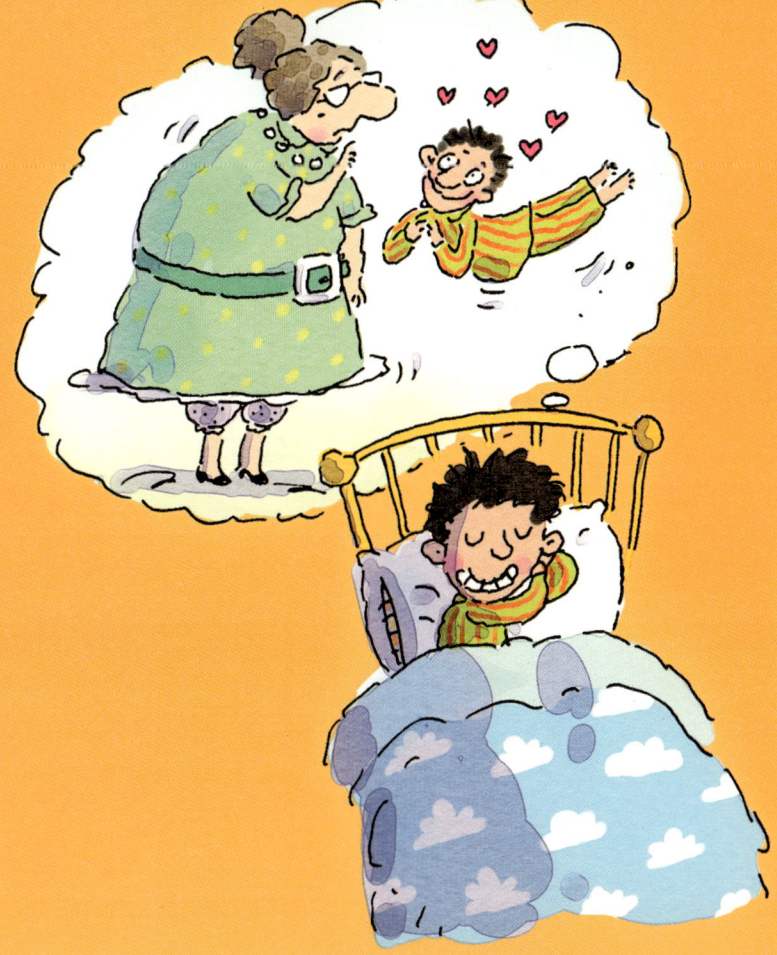

더 깊은 얘기들

이건 남자아이들의 사적인 부분이긴 한데, 반드시 알아 두어야 한단다. 지금부터 하나씩 살펴볼까?

청결이 중요해!

남자아이들의 성기를 보면 대부분 포피가 귀두를 완전히 덮고 있기 때문에 그 사이에 기름 때나 먼지가 낄 수 있어. 포피 안쪽은 매일매일 깨끗이 씻어야 한단다. 포피를 뒤쪽으로 부드럽게 민 다음 따뜻한 물과 순한 비누로 씻는 거야. 말릴 때는 깨끗한 수건으로 톡톡 두드려서 물기를 닦아 내면 돼. 그래야 포피 밑에 낀 하얀 크림 같은 피지를 없앨 수 있어. 피지는 귀두와 포피가 미끈하고 부드럽게 움직일 수 있도록 도와준단다. 하지만 음경을 규칙적으로 씻지 않으면 고약한 냄새가 풍기게 될 거야.

그리고, 남자아이들이 꼭 알아 두어야 할 몇 가지 질병이 있단다.

- **블루 볼(blue balls)**: 고환의 혈관에 혈액이 들어차면 고환이 푸른빛을 띨 수 있어. 사정을 하지 않으면 발기가 계속되어 불편함을 느끼지. 그것이 오래가지는 않는단다.

- **포피 염증**: 포피가 욱신거리고 가렵다면 박테리아에 감염된 것일 수 있

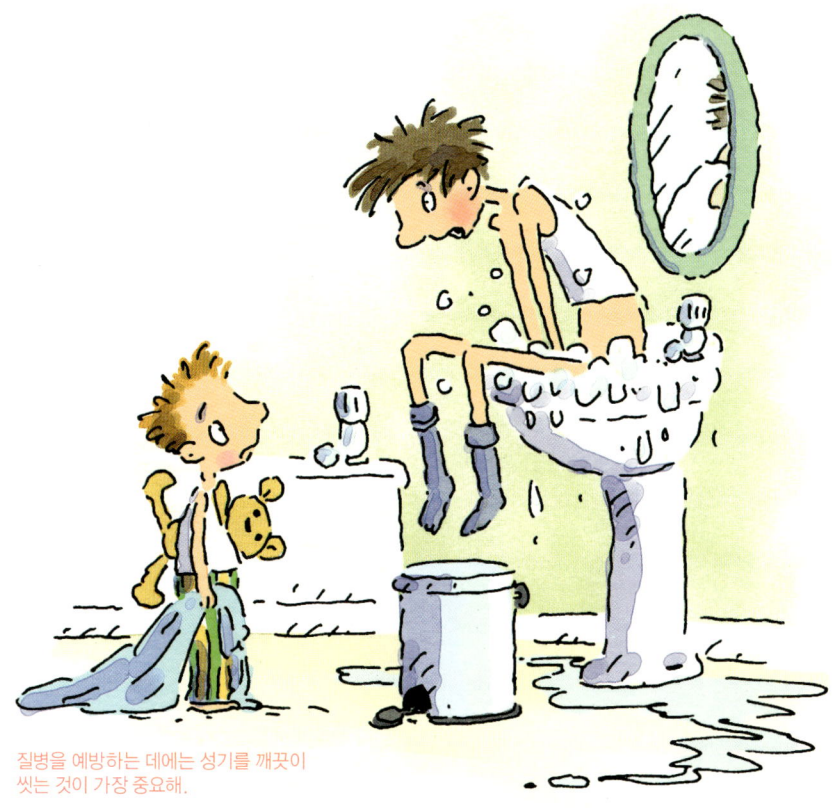

질병을 예방하는 데에는 성기를 깨끗이 씻는 것이 가장 중요해.

어. 포피를 청결하게 관리했는데도 이런 증상이 이틀 이상 계속된다면 병원에 가서 의사의 진료를 받아야 한단다.

• **완선(샅백선증)**: 성기가 빨갛게 되고 계속 가렵다면 이 질병일 가능성이 있어. 완선은 발에 생기는 무좀과 같은 균에 의해 생기는 거야. 의사의 처방을 받은 뒤 연고를 발라야 해.

• **음경 칸디다증**: 음경이 빨갛게 되고 욱신거리는 데다 가렵고 고약한 냄새가 난다면 아구창을 일으키는 칸디다균에 감염된 것일 수 있어. 병원에 가면 그 균을 없애는 연고를 처방받을 수 있단다.

종기와 혹

남자들이 주의해야 하는 게 또 있어. 음경에 종기나 혹이 나는 것이야. 이건 흔히 있는 일이고 대개는 걱정할 일이 전혀 아니란다. 어떤 혹(대개 음경 아래쪽에 있는 혹)은 모낭에 있는 피지선이란다. 음경의 머리 부분에 있는 작고 하얀 혹도 정상적이고 해로운 것이 아니야. 하지만 손으로 잡아 뜯거나 하면 감염될 수 있으니 손대지 말고 그냥 내버려 두렴.

이따금 음경에 뾰루지가 나는 경우도 있는데, 이건 얼굴에 난 보통 여드름처럼 곧 없어질 거야. 하지만 성행위를 하고 있는 상태라면 음경에 난 뾰루지는 헤르페스(포진)와 같은 성병에 감염되었다는 징후일 수도 있어. 이런 경우 곧바로 병원으로 가서 의사의 진료를 받아야 한단다. (성병에 관한 이야기는 뒤에서 더 자세히 해 줄게.)

퀴즈

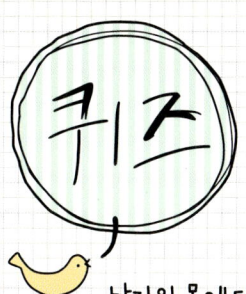

남자의 몸에 대해 얼마나 많이 알고 있니? 다음 문제들의 정답을 맞혀 보렴.

1. 발기를 유발하는 것은 무엇인가?

① 음경 안쪽의 뼈

② 음경으로 몰려드는 혈액 양의 증가

③ 음경 안의 정자 분출

2. 정자는 어디서 만들어지나?

① 방광

② 고환

③ 전립선

3. 정자와 정액의 차이점은 무엇인가?

① 둘은 별 차이가 없다. 단지 부르는 이름이 다를 뿐이다.

② 정자는 생식 세포이고, 정액은 정자가 헤엄쳐 다니는 끈적끈적한 우윳빛 액체이다.

③ 정자는 고환에서 나오고, 정액은 포피 밑에 끼는 하얀 피지이다.

4. 남자가 정자 생산을 멈추는 때는?

① 40~50대로, 여자가 폐경을 맞는 때와 같다.

② 그런 일은 없다. 남자는 일생 동안 정자를 만든다.

③ 70대가 되었을 때이다.

5. 다음 설명 중에서 틀린 것은 무엇일까?

① 남자들은 음경의 청결을 위해 꼭 포경 수술을 해야 한다.

② 음경이 발기되었을 때는 소변을 참을 수 있다.

③ 음경의 크기와 모양은 사람마다 다 다르다.

퀴즈 정답

1.② 2.② 3.② 4.② 5.①(포경 수술은 꼭 하지 않아도 된다.)

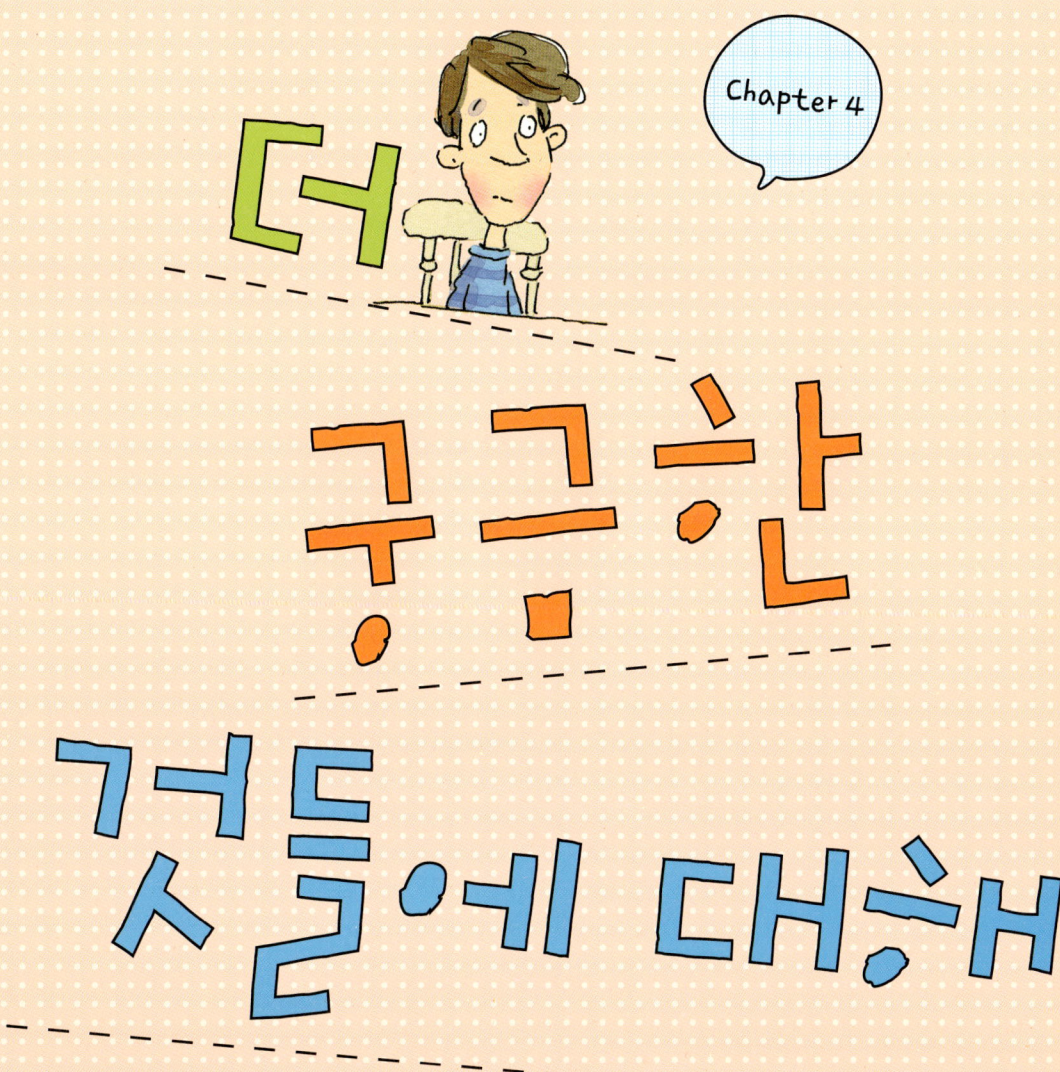

아기는 어떻게 생길까?

사춘기에 나타나는 변화는 네가 아기를 낳을 수 있는 어른이 된다는 징후란다. 그렇다면 아기는 어떻게 생기는 걸까? 이 장에서는 여자가 어떻게 임신을 하게 되는지, 피임은 어떻게 하는 것인지 등 네가 궁금해 하는 것들에 대해 알려 줄 거야.

정자는 어떻게 여자의 몸속으로 들어갈까?

성인이 된 남자와 여자가 서로 사랑을 나눌 때, 대개 서로 입을 맞추거나 상대방의 몸을 쓰다듬으면서 시작하지. 이것을 전희라고 해. 전희를 위한 시간을 갖는 것은 매우 중요하단다. 전희를 하면서 남녀가 서로 성관계를 하기 위한 몸과 마음의 준비를 하기 때문이야. 남자는 전희로 발기를 하게 되고, 여자는 분비샘이 자극을 받아 질이 촉촉해지지.

모든 준비가 끝나면, 남자는 자신의 발기된 음경을 여자의 질 속으로 집어넣는단다. 이때 여자의 질은 남자의 음경이 부드럽게 들어갈 수 있도록 늘어나게 된단다. 그런 다음 두 사람은 음경이 질 속에서 앞뒤로 왔다 갔다 하게 하는 식으로 함께 움직이지. 그렇게 하면 둘이 느끼는 즐거움이 점점 더 커지게 되거든.

남자와 여자는 어느 순간에 다다르면 오르가슴을 느끼지. 오르가슴은 성관계의 즐거운 감정이 절정에 이르렀다가 멈추게 되는 순간인데, 남자와 여자가 오르가슴을 느끼는 순간은 서로 다를 수도 있어. 남자는 사정을 했을 때 오르가슴을 느끼며, 사정을 한 뒤에 음경은 보통 크기로 돌아가 질에서 빠져나오게 된단다.

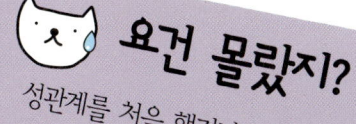

요건 몰랐지?

성관계를 처음 했거나, 여자가 월경을 하고 있는 기간에 성관계를 했거나, 남자가 사정하기 전에 성기를 빼거나 하면 임신을 하지 않을 거라고 생각하는 사람들도 있어. 이건 바보 같은 생각이야. 단 한 개의 정자만으로도 임신이 될 수 있고, 정액은 어떤 방식으로든 여자의 몸 안으로 들어갈 수 있어.

정자와 난자의 결합, 임신

여자의 몸 안에 들어간 정자는 나팔관을 따라서 자궁경부와 자궁 쪽으로 헤엄쳐 간단다. 대부분의 정자는 멀리 나가지 못하거나 난자가 없는 쪽의 나팔관으로 올라가게 돼. (난자는 매달 번갈아 가며 한 쪽에서 하나씩만 나오거든.)

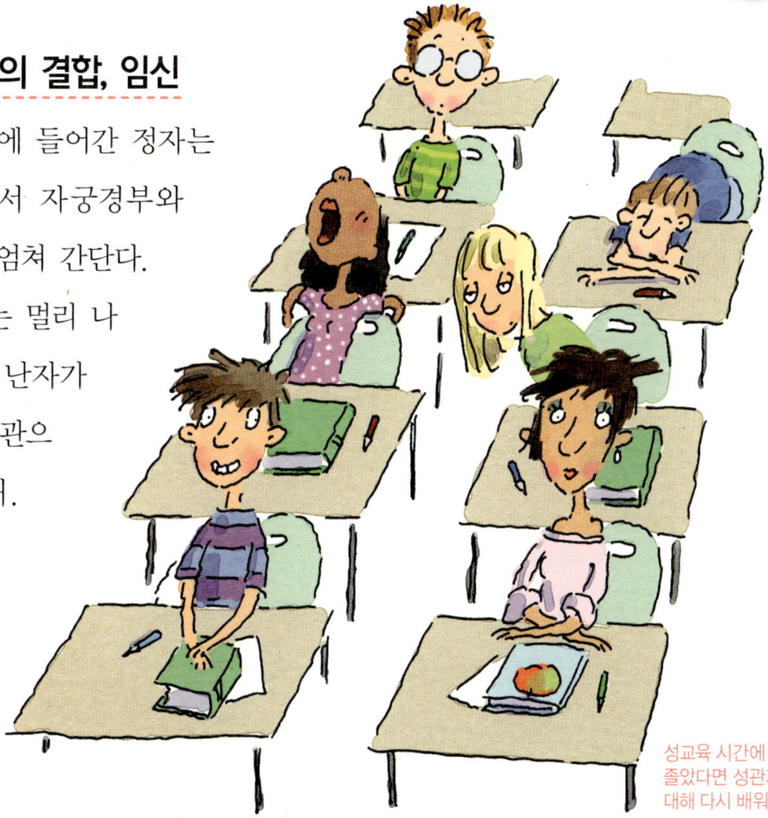

성교육 시간에 꾸벅꾸벅 졸았다면 성관계와 임신에 대해 다시 배워야 할걸.

하지만 난자가 나오는 쪽의 나팔관에 있는 정자들은 경주를 계속하지. 성공하는 정자가 흔한 건 아니지만, 첫 번째로 난자에 도착한 정자는 난자의 안쪽으로 들어가 난자와 결합을 하게 된단다. 이것이 바로 임신, 즉 새로운 생명이 만들어지는 순간이야. 그러면 난자는 화학 물질을 만들어서 다른 정자가 더 이상 들어오지 못하도록 장벽을 친단다. 수정된 난자는 나팔관을 따라 천천히 움직여 자궁 쪽으로 가서 태아로 자라기 시작하지. 태아는 아기가 자라는 초기 단계에 해당하는 거야.

남자가 여자의 몸 안에 사정을 하고 나면, 정자들은 난자를 향해 온 힘을 다해 헤엄쳐 간단다.

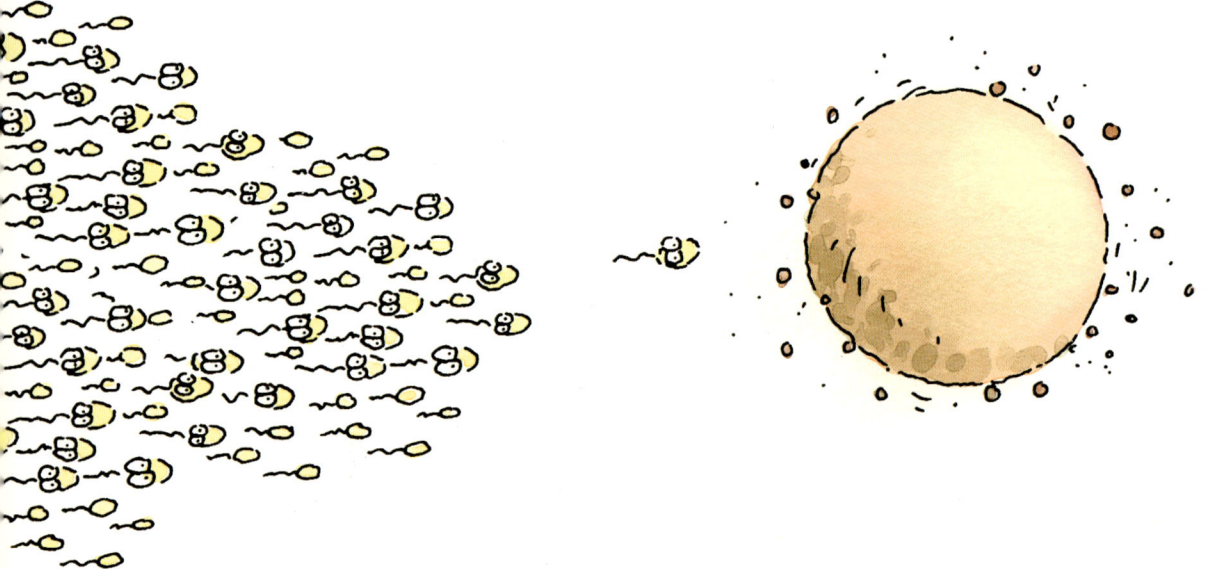

아직은 때가 아니야!

어쩌면 자신이 성관계에 대해 알 만큼 충분히 컸고, 또 성관계를 할지 말지는 스스로 결정할 수 있다고 생각할 수도 있어. 그렇지만 너무 어린 나이에 성관계를 하면 스스로 죄책감을 느끼고 몸과 마음에 평생 지울 수 없는 상처를 남길 수 있어. 그리고 원치 않는 임신을 하게 될 수도 있단다.

　대부분의 사람들은 더 성숙하고, 진정으로 자신을 보살펴 주며, 잠깐 만나고 헤어지는 관계가 아니라 지속적인 관계를 맺을 수 있는 누군가를 만날 때까지 기다린단다. 그러니 순간의 잘못된 판단으로 성관계를 하는 일은 없도록 하자.

　다른 사람들 모두가 그럴 거라는 생각으로 성관계를 하는 사람도 있어. 성관계를 하는 것이 더 성숙한 것인 양 생각하고 여러 상대와의 성관계를 자랑삼아 이야기하는 사람도 있을 거야. 그러나 난잡한 관계는 성병에 전염될 위험에 처하게 하고, 치명적인 오명을 씌울 수 있단다.

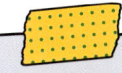

사춘기 일급 정보

서로 좋은 감정으로 만나고 있는 이성 친구가 네게 "성관계를 하고 싶다."고 했을 때, 딱 잘라 "싫다."고 말하기 힘들 수도 있어. 하지만 너의 몸과 마음은 적절한 시기에 올바른 행동을 했을 때에 행복을 느낀 단다. 네 나이가 너무 어리거나 마음의 준비가 되어 있지 않다면 "싫다."고 당당히 말해야 해. 네가 왜 아직 준비가 되지 않았는지 그 이유를 설명할 의무는 없단다. 만약 상대가 너와의 성관계를 원하는 만큼 너를 생각한다면, 네가 준비가 될 때까지 충분히 기다려 줄 수 있어. 만약 그렇지 않다면, 먼저 그 사람이 널 정말 아끼는 사람인지 의심해 봐야 한단다.

피임 방법에 대해

임신은 여자의 인생을 바꾸어 놓는 일이란다. 특히 어린 나이에 임신을 했다면 더욱더 그렇지. 아이가 생기면 대개 학업을 그만두고 일을 해야 하고, 친구들이 놀러 다닐 때 꼼짝없이 집을 지키고 있어야 하지. 임신을 피하는 가장 간단하고 좋은 방법은 성관계를 하지 않는 거야. 하지만 어른들의 경우 임신을 원치 않을 때 다음과 같은 피임법을 쓰기도 해.

콘돔

콘돔에는 두 가지 종류가 있는데, 얇은 라텍스(고무) 또는 플라스틱으로 만든 것들이야. 라텍스 콘돔으로 원치 않는 임신을 막을 수 있을 뿐만 아니라 성병을 예방할 수도 있지.

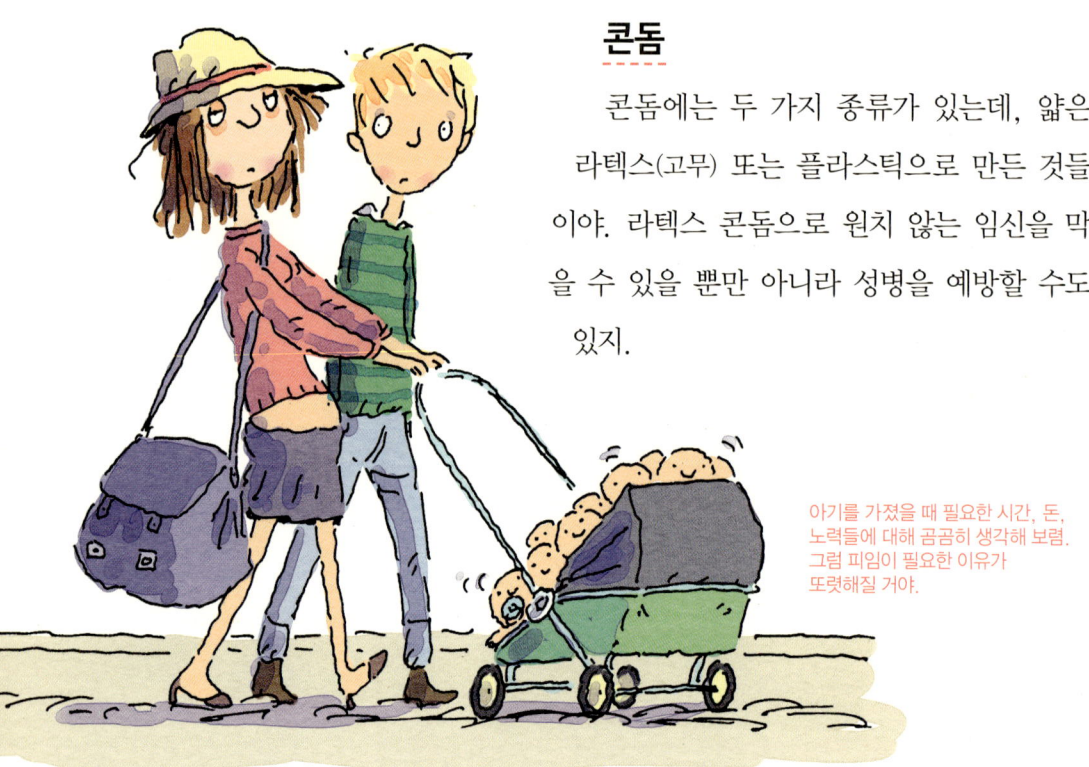

아기를 가졌을 때 필요한 시간, 돈, 노력들에 대해 곰곰히 생각해 보렴. 그럼 피임이 필요한 이유가 또렷해질 거야.

콘돔은 보통 남자가 쓰는 거야. 이건 발기된 음경에 씌우는 건데, 꼭 맞아서 잘 벗겨지지 않지. 음경이 줄어들면(예를 들어, 사정 후에 말이야.) 콘돔을 벗겨 내는데 그 안에 담겨 있는 정자가 쏟아져 나올 위험이 있으니 콘돔을 잘 잡은 상태에서 질 속의 음경을 빼내야 해.

반면 여성용 콘돔은 질 속에 장착하는 거야. 이건 쓰기가 번거로워서 흔히 쓰지는 않아. 이 두 가지 유형의 콘돔은 정자가 난자에 이르는 것을 막는 것이고, 반드시 음경을 질에 넣기 전에 장착해야 하는 거야. 그리고 둘 다 일회용이어서 한번 쓰고 나면 더 이상 쓸 수 없단다. 콘돔은 약국이나 슈퍼마켓에서 판단다.

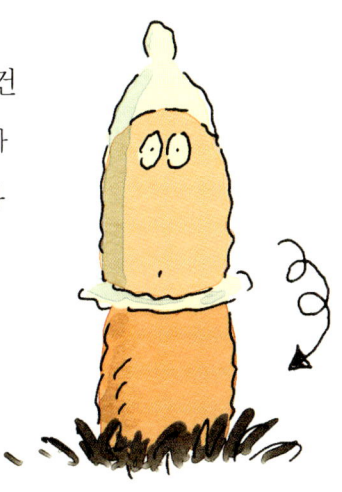

콘돔을 제대로 장착하려면 음경의 끝 쪽에 콘돔을 씌우고 말려 있는 것을 돌돌 펴 가면서 아래쪽으로 내려 보내야 해.

또 다른 피임법들

막과 컵 모양의 실리콘을 여성의 질 속에 장착해서 자궁경부에 장벽을 만들어 정자가 넘어오는 것을 막기도 해. 살정자제 크림을 사용해서 정자가 난자로 가서 수정되는 것을 막는 방법도 있어. 피임약은 매달 난자가 방출되는 것을 막고 자궁 내부를 얇게 해서 정자

사춘기 일급 정보

연인이 서로 피임에 관해 이야기를 나누지 못했거나 남자가 콘돔을 거부한다면, 그건 두 사람이 성관계를 맺을 준비가 되어 있지 않다는 증거인 거야. 믿을 만한 피임법을 선택하고 이야기 나누기 전에는 절대로 성관계를 해서는 안 돼. 설령 그렇게 했다고 하더라도 100% 믿을 만한 피임법은 없기 때문에 성관계를 할 때마다 여자가 임신할 수 있는 일말의 가능성은 남아 있는 거야.

가 난자로 접근하는 것을 어렵게 하는 거야. 이밖에도 주사나 여자의 몸 안에 장착하는 임플란트와 같은 기구들을 사용하는 방법도 있어.

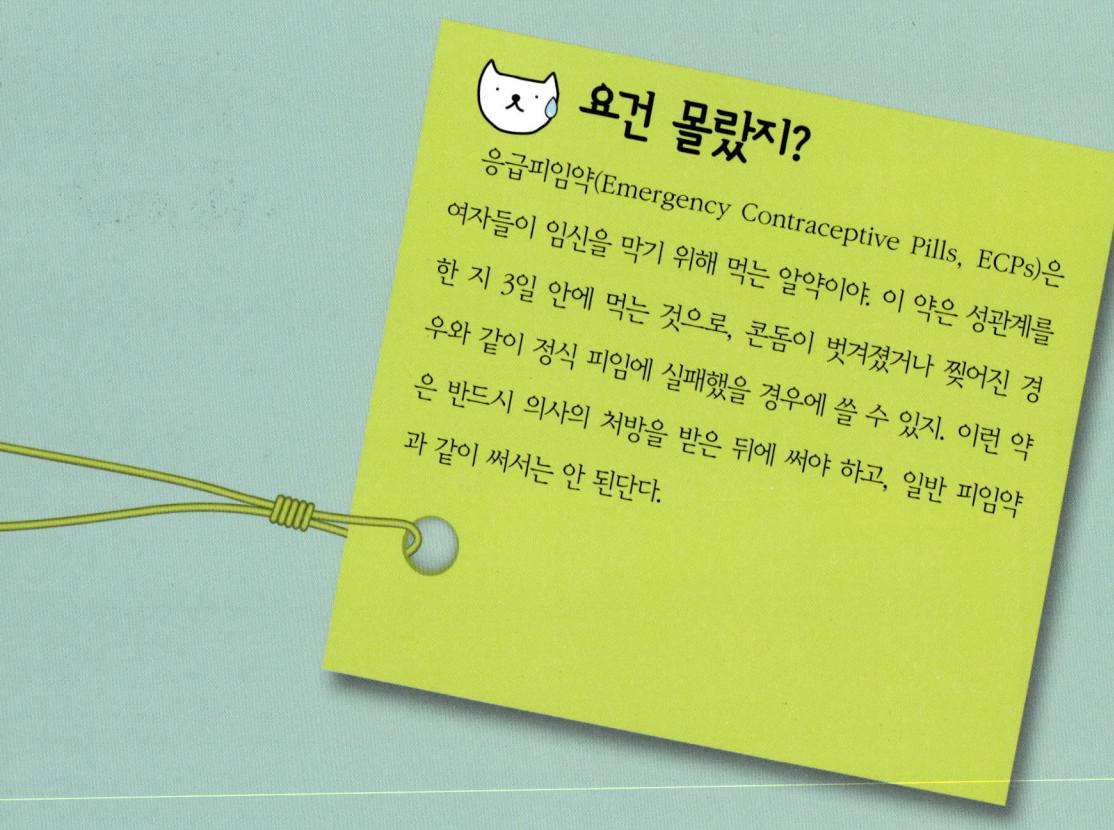

요건 몰랐지?

응급피임약(Emergency Contraceptive Pills, ECPs)은 여자들이 임신을 막기 위해 먹는 알약이야. 이 약은 성관계를 한 지 3일 안에 먹는 것으로, 콘돔이 벗겨졌거나 찢어진 경우와 같이 정식 피임에 실패했을 경우에 쓸 수 있지. 이런 약은 반드시 의사의 처방을 받은 뒤에 써야 하고, 일반 피임약과 같이 써서는 안 된단다.

자신을 지키는 법

어떤 사람은 자신의 성적 충동을 억누르지 못하고 힘이나 나이, 지위 등을 이용해 다른 사람이 자신과 성적인 행위를 하도록 강요하기도 한단다. 이건 분명히 잘못된 행동이야. 하지만 자신의 의지와 달리 이런 일을 강요받는 일이 네게도 생길 수 있단다. 따라서 이런 위험에 부닥쳤을 때 어떻게 자신의 안전을 지킬 수 있는지 미리 알아 두어야 해.

성폭력에 대해서

성폭력은 어떤 사람이 다른 사람에게 원하지 않는 성적인 접촉을 하거나 성행위를 하도록 강요하는 것을 말해. 이것은 어떤 사람이 너의 몸을 몰래 쓰다듬거나, 옷을 벗기고 몸을 만져 너를 불쾌하게 하거나 너의 몸에 상처를 입히는 것도 포함돼. 또 야한 동영상이나 그림 등과 같은 음란물을 보여 주면서 성적인 이야기를 하는 것도 성폭력에 해당된단다.

네 잘못이 아니야!

흔히 성폭력의 피해자들은 자신이 잘못했다고 생각하는 경향이 있어. 자신이 성적인 행동을 유발했다고 생각하는 거야. 하지만 성폭력은 절대로 피해자의 잘못이 아니야. 성범죄를 저지르는 사람은 누구를 막론하고 가해를 하기 전에는 매우 친절하게 행동하거든.

사춘기 일급 정보

네가 밖에서 지내는 대부분의 시간들이 안전하겠지만, 그래도 주의해야 할 몇 가지가 있단다. 특히 밤에는 더욱더 주의해야 해.

* 낮에든 밤에든 모르는 사람의 차에는 절대 타지 마라. 대신 혼자 집에 가기가 곤란할 때에는 잘 아는 사람에게 집으로 데려다 달라고 하거나, 친구 집에 머물러 있으렴. 아니면 버스나 기차를 타거나 택시를 타도록 해. 그러나 택시를 탈 때는 택시의 차량번호나 택시 회사 또는 운전기사의 전화번호를 기억해 두렴.
* 가족이나 친구 등 가까운 사람들에게 네가 어디로 갈 것인지, 언제 집으로 돌아올 건지, 어떤 길로 올 건지 등을 미리 알려 두렴.
* 곤란한 일이 생겼을 때는 부모님에게 전화를 걸어. 그럴 겨를이 없을 때에는 먼저 큰소리를 질러. 조금 창피하더라도 위험한 것보다 안전한 것이 나으니까.
* 되도록 큰길로 다녀. 외지고 어두운 곳은 피하는 것이 좋아. 그리고 항상 경각심을 유지해. 이어폰을 꽂은 채 음악을 듣거나 휴대 전화로 통화를 하느라 정신이 딴 곳에 팔려 있다면, 누군가 나쁜 마음을 품고 너에게 접근해도 눈치채지 못하고 당하기 쉽거든.

혹시 성폭력을 당했다면 절대 숨기지 말고 믿을 만한 어른들한테 이야기해야 해. 부모님, 담임 선생님이나 상담 선생님, 의사, 경찰 등 이런 문제를 해결해 줄 수 있는 어른들 말이야.

때로 성폭력 가해자가 잘 아는 사람일 경우도 있어. 가족 중 한 사람일 수도 있지. 설령 그렇다고 하더라도 이런 사실을 숨겨서는 안 돼. 네가 사실을 이야기해야만 그 사람을 도울 수 있고, 다른 사람이 겪을지도 모를 위험을 막을 수 있단다.

또 다양한 상담 기관들을 통해 적절한 조언을 들을 수도 있어. 무료 상담을 통해 너를 도울 수 있는 기관들이 많단다. 상담을 받을 수 있는 기관은 부록에 나와 있어.

인터넷 채팅의 어두운 그림자

요즘에는 인터넷 채팅을 통해서 성폭력 사건이 일어나는 경우가 많아. 성범죄를 저지르려 하는 사람들이 주로 온라인에서 사람들과 대화를 나누는 이유는 상대방을 손쉽게 속일 수 있기 때문이야. 예를 들어, 나이든 남자가 나쁜 마음을 품고 자신이 너와 같은 또래인 것처럼 거짓말을 하는 경우도 있어.

너의 안전을 위해서는 네가 이미 알고 있는 사람하고만 채팅을 하도록 해. 불특정 다수가 볼 수 있는 온라인 사이트에 개인 신상에 관한 정보를 올려놓는다거나, 채팅으로 만난 모르는 사람에게 너의 사진을 보내거나 너의 실생활에 대한 이야기를 하지 않도록 주의하자. 가장 중요한 것은 인터넷 채팅을 통해서 알게 된 사람과 실제로 만날 약속을 하지 않는 거야. 이건 정말로 위험한 일이란다.

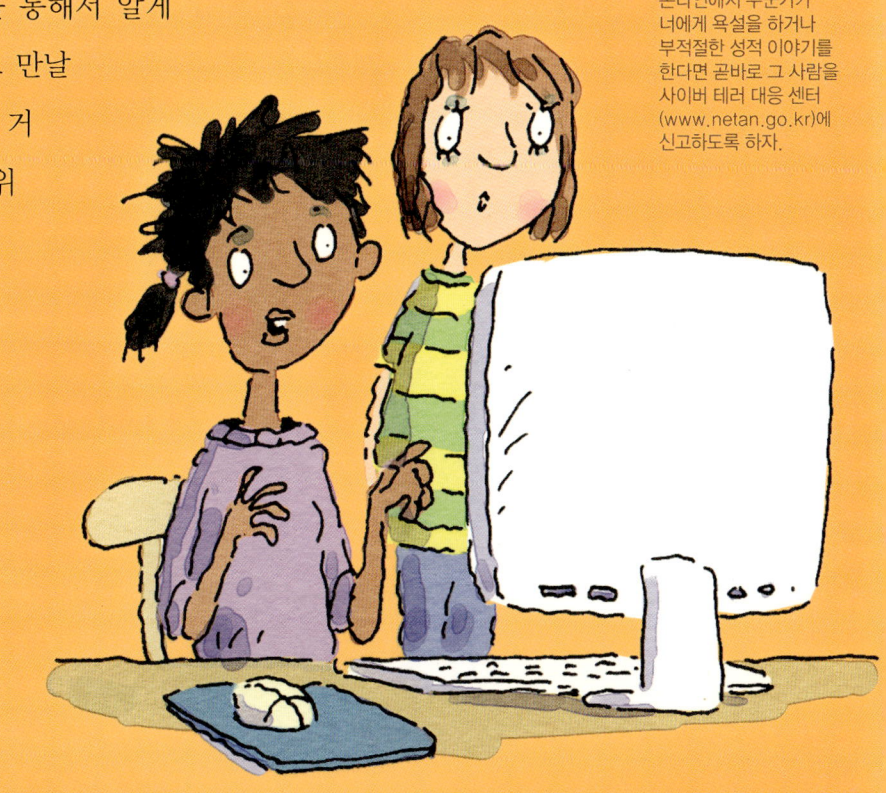

온라인에서 누군가가 너에게 욕설을 하거나 부적절한 성적 이야기를 한다면 곧바로 그 사람을 사이버 테러 대응 센터(www.netan.go.kr)에 신고하도록 하자.

차마 말 못하는 병

성병은 성관계를 통해서 전염되는 질병이야. 특히 헤르페스(포진) 같은 병은 입맞춤을 통해서도 전염될 수 있어. 성병의 문제는 이런 병을 가지고 있는 사람들이 자신이 성병에 걸렸다는 것을 밝히지 못하는 거야. 너라도 그렇지 않겠어?

하지만 어떤 병에 걸렸든 절대로 자신의 병을 숨기고 방치해서는 안 돼. 병원에 가서 증상을 정확하게 이야기하고 치료를 받아야 해. 병원에서는 개인의 사생활을 아무에게나 함부로 이야기하지 않는단다.

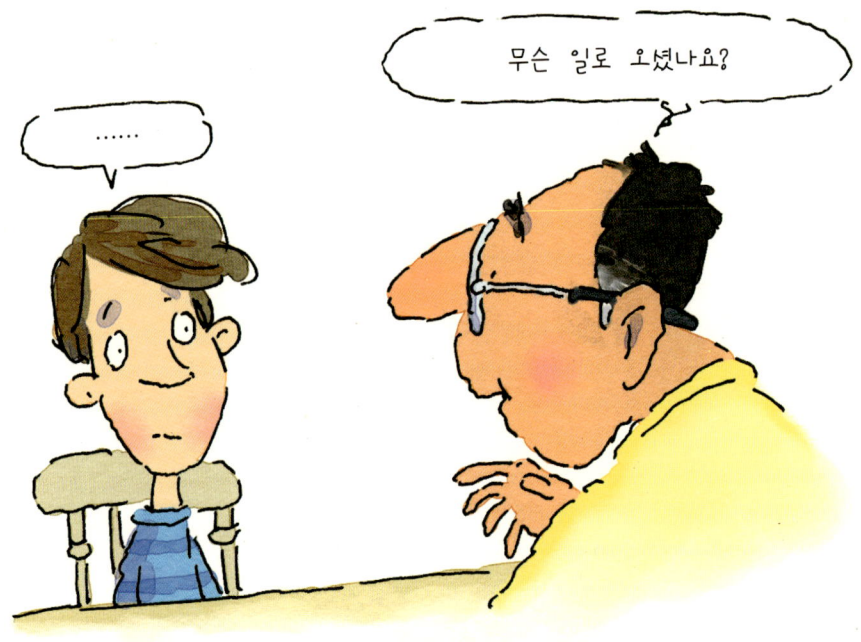

성병의 종류

성병에는 몇 가지 종류가 있어. 지금부터 하나씩 살펴보자.

• **클라미디아**: 이것은 박테리아 감염으로 남자와 여자 모두에게 생길 수 있어. 증상이 거의 나타나지 않거나 소변을 볼 때 통증을 느끼는 정도로 애매한 증상들을 보인단다. 여자는 배가 아프거나, 월경을 할 때 나오는 피의 양이 평소보다 많아질 수 있어. 또는 월경 중이 아닌데도 하혈을 하기도 해. 항생제로 치료할 수 있지만 완치되지 않고 남아 있는 경우에는 임신을 못하게 될 수도 있어.

• **헤르페스**: 이것은 입, 코, 눈, 또는 성기와 항문 주위에 물집이 잡히고 욱신거리는 통증을 일으키는 바이러스 감염이야. 헤르페스는 입맞춤이나 성관계를 통해 전염되지. 연고나 알약으로 치료할 수 있지만, 또다시 이 병에 걸리는 경우가 잦고 몸에 계속 남아 있게 된단다.

• **임질**: 음경이나 질이 박테리아에 감염된 경우로, 오줌을 눌 때 요도가 가렵거나 따끔거리고, 감기와 같은 증상이 나타난단다. 치료를 하지 않고 그대로 두면 여자의 경우에는 임신을 못하게

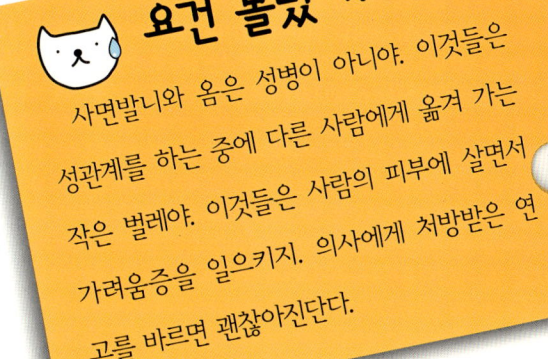

요건 몰랐지?

사면발니와 옴은 성병이 아니야. 이것들은 성관계를 하는 중에 다른 사람에게 옮겨 가는 작은 벌레야. 이것들은 사람의 피부에 살면서 가려움증을 일으키지. 의사에게 처방받은 연고를 바르면 괜찮아진단다.

될 수 있고, 남자의 경우에는 고환에 문제가 생길 수 있어.

• **후천 면역 결핍증(HIV/AIDS)**: HIV는 면역 체계를 파괴하는 바이러스야. 이 바리어스는 후천 면역 결핍증(AIDS)을 일으키는데, 이 병에 걸리면 몸이 폐렴과 같은 위험한 병균에 맞서 싸울 힘을 잃기 때문에 심한 경우 목숨을 잃을 수도 있단다.

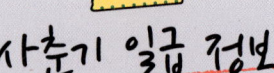

사춘기 일급 정보

성병에 걸린 사람은 병이 완치될 때까지 어느 누구와도 성관계를 해서는 안 돼. 성관계를 맺은 사람에게 성병이 옮겨 갔을 것이 의심된다면 솔직하게 말해 주어 상대도 정확한 진료를 받을 수 있도록 해야 해.

성병의 증상

성기와 복부에 통증이 있거나 성기 주위가 빨개지고 가려우며, 소변을 볼 때 아프거나 전에 없던 문제가 생겼다면 부모님에게 말씀드려서 의사의 진료를 받아야 해. 부모님에게 말씀드리기가 힘들다면 혼자서라도 병원에 가야 한단다. 이런 사실을 밝히고 싶지 않다면 병원에 사생활을 보호해 줄 것을 요청하면 돼.

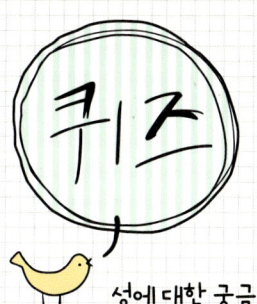

퀴즈

성에 대한 궁금증이 좀 풀렸니? 다음 문제를 풀어 보자.

1. 첫 성관계로는 임신할 수 없다.
   ☐ 맞다   ☐ 틀리다

2. 성관계 중 남자 또는 여자가 콘돔을 썼다면 임신을 할 수 없다.
   ☐ 맞다   ☐ 틀리다

3. ECP는 Extra Contraceptive Power(강력한 피임력)을 말한다.
   ☐ 맞다   ☐ 틀리다

4. 임신을 하거나 성병에 걸리지 않는 가장 확실한 방법은 성관계나 성적 접촉을 하지 않는 것이다.
   ☐ 맞다   ☐ 틀리다

5. 자신에게 성폭력을 행사한 사람이 가족 중 한 사람일 경우에는 아무에게도 말하지 않고 비밀로 간직한다.
   ☐ 맞다   ☐ 틀리다

6. 인터넷 채팅방에서 만난 사람과 많은 대화를 나누었다면 실제로 밖에서 만나도 괜찮다.
   ☐ 맞다   ☐ 틀리다

퀴즈 정답

1. 틀리다 2. 틀리다(피임약을 사용했더라도 100% 임신이 안 될 수는 없다.) 3. 틀리다(ECP는 Emergency Contraceptive Pill의 약자이다.) 4. 맞다. 5. 틀리다(가족 중 한 사람이라도 믿을만한 어른에게 이야기해야 한다.) 6. 틀리다(인터넷 통해서 만난 사람에게 정말 조심해야 한다. 그 사람의 진짜 모습을 알 수 없기 때문이다.)

Chapter 5
네 야구을 들여다볼까?

누가 나 좀 말려 줘!

사춘기에는 롤러코스터를 타는 듯 아슬아슬한 기분을 자주 느낄 수 있어. 새가 되어 하늘을 훨훨 나는 것 같다가도 금세 아래로 쿵 떨어져 버리는 것 같은 기분 말이야. 이런 극적인 기분 변화는 두 가지 이유에서 비롯된단다. 첫 번째는 호르몬의 변화 때문이고, 두 번째는 너를 둘러싼 환경의 변화 때문이지. 학업과 시험, 경쟁으로 인한 스트레스와 친구나 부모와의 갈등이 많아지는 것을 예로 들 수 있어.

롤러코스터를 타는 것과 같이 너의 기분도 오르락내리락할 수 있어. 하지만 이런 들쭉날쭉한 기분도 모두가 겪는 일인걸. 어때, 기분이 좀 나아지지 않니?

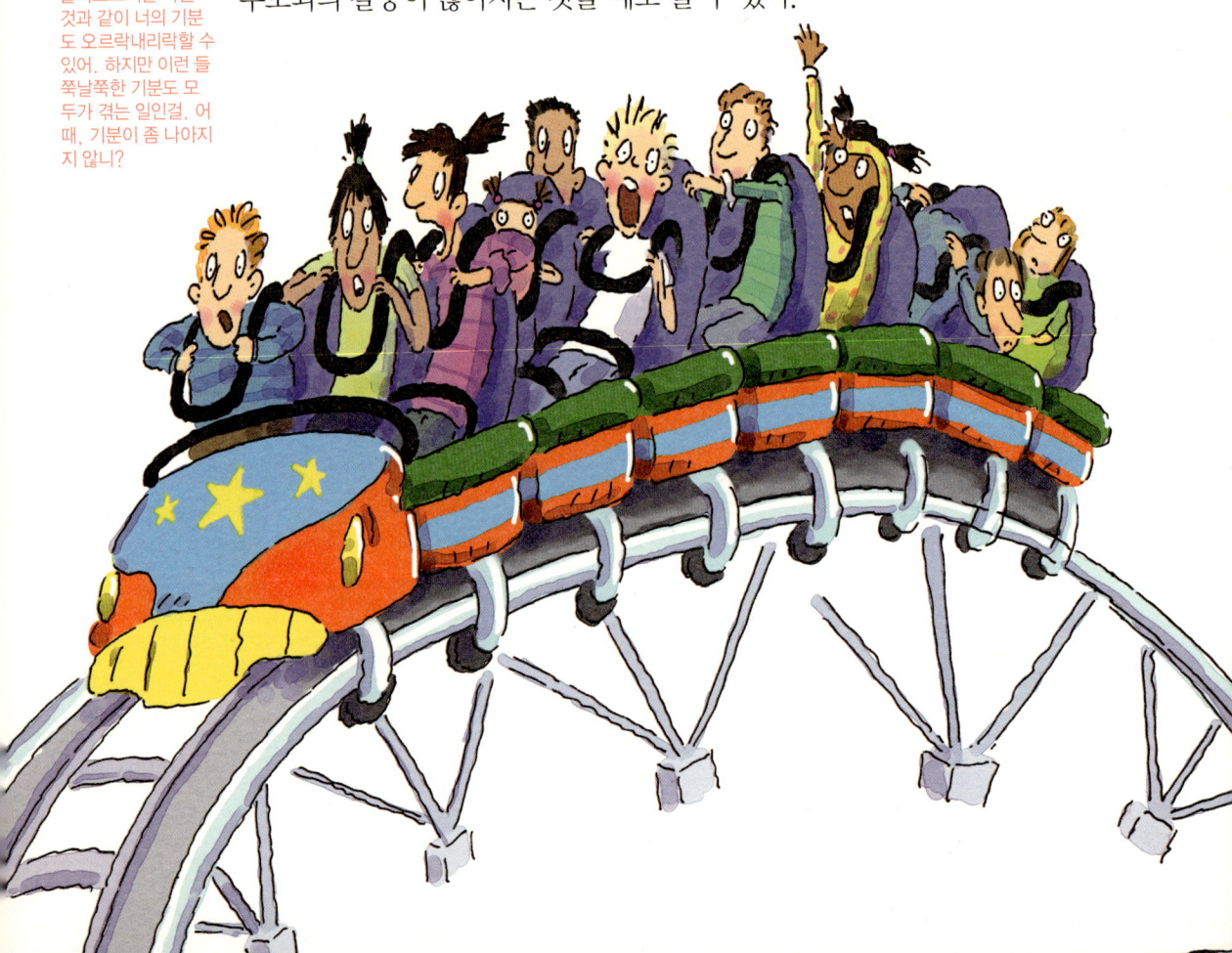

분노와 좌절감

대부분의 사춘기 아이들은 곧잘 우울한 기분에 빠져 있곤 하지. 하지만 이런 기분에서 벗어날 방법도 분명 있지 않겠어? 어떤 사람들은 분노와 좌절로 스스로를 통제하지 못하고 자신의 감정을 다른 사람에게 표출하기도 해. 아마도 소리를 지르거나 주먹을 휘두르기도 하겠지. 또는 자신에게 분노와 좌절감을 쏟아부어 다른 사람들과 단절된 생활을 하고, 스스로에게 깊은 상처를 입히며 우울의 늪에 빠져 허우적대기도 하겠지.

> **요건 몰랐지?**
>
> 네가 화나고, 속상하고 좌절감에 빠지는 것도 자연스러운 일이야. 모두가 그렇거든. 하지만 너무 오래 우울증에 빠져 지내다 보면 거기에서 빠져나올 방법을 찾지 못할 수도 있어. 누구든 우울증이 심각한 상태라면 부모님과 의사 선생님을 비롯하여 믿을 만한 어른들이나 친구에게 이 사실을 이야기해야 해.

만약 자신에게 너무 많은 일이 한꺼번에 쏟아져 와서 심한 압박감을 느낀다면, 누군가에게 네 감정을 솔직하게 털어놓아 보렴. 그냥 내버려 두지 말고 말이야. 감정을 풀 만한 다른 것들을 찾아보는 것도 좋아. 많은 사람들은 운동이 도움이 된다고 해. 특히 겨루기를 하는 무술이나 운동 경기는 자신의 공격적인 에너지를 긍정적인 방법으로 해소할 수 있다고 해. 네 마음을 솔직하게 털어놓는 편지를 쓰는 것과 같이 너의 감정을 글로 적어 보는 것도 큰 도움이 된단다. 그 편지를 보내지는 않더라도 글을 쓰는 것만으로 기분이 한결 좋아질 수 있어.

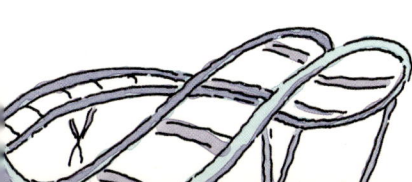

부글부글 끓어오르는 스트레스

스트레스가 생기기 쉬운 상황을 피하는 것은 스트레스를 줄이는 좋은 방법이 될 수 있어. 예를 들어, 학업 성적이 낮아서 스트레스를 받는다면 학습 태도를 바꾸거나 학습 계획표를 다시 정리해 봐. 그렇게 하면 공부를 뒤로 미루지 않고 복습을 하게 되어 시험 준비를 완벽하게 할 수 있단다. 어려운 과목이 있다면 혼자 끙끙대지 말고 다른 사람에게 도움을 구해 봐. 시험을 망쳤거나 실수를 했다고 너무 자책하지 말고. 네가 최선을 다했다면 그걸로 네가 할 수 있는 것은 다 한 거니까.

부모님은 왜 내 맘을 몰라줄까?

사춘기는 부모로부터 떨어져 나와 더 독립된 인격체로 대접받길 바라는 때야. 너는 자신만의 생각을 갖게 되고 너만의 견해와 취향을 통해 주체성을 키우기 시작하지. 부모는 아직도 너의 일을 결정해 줄 필요가 있다고 생각하는데 반해 너는 스스로 결정하고 싶어 할 거야. 이제 너와 너의 부모님 모두가 이런 변화에 적응할 수밖에 없는 시기를 맞은 거지. 그렇지 않으면 갈등이 더 심해질 수 있어. 하지만 이 모든 것이 너를 한 뼘 더 성장시켜 준다는 것을 명심하렴.

부모님과의 갈등 줄이기

부모님은 너를 사랑하고 네게 해로운 일이 생기길 바라지 않기 때문에 규칙을 정해 놓는 거야. 때때로 부모님의 걱정이 지나치다고 느껴질 때도 있겠지만, 아마도 그건 텔레비전이나 신문에서 끔찍한 뉴스를 많이 보았기 때문일 거야. 그래서 너를 속박하는 것 같은 규칙을 정해

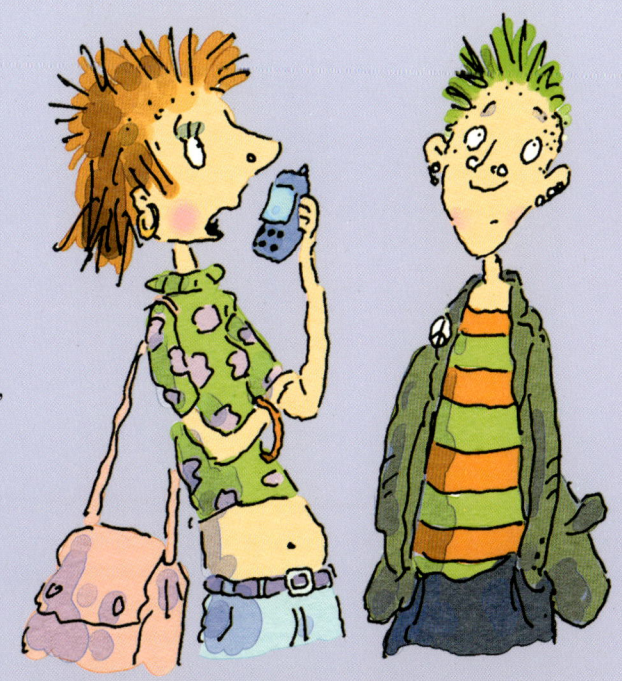

부모님에게 네가 잘 지낸다는 것을 알리는 문자를 보내거나 전화를 드리렴. 그러면 부모님도 네가 얼마나 책임감이 있는 사람인지 알게 될 거야.

My blog

부모님은 입시를 앞두고 제게 정말로 엄격했어요. 집에서 공부해야 한다며 밖에는 나가지도 못하게 했죠. 나는 부모님과 말 한마디도 안 했어요. 그리고 사태는 더욱 악화되어 갔어요. 결국 이모가 내게 더 자유를 주어야 한다며 부모님을 설득했죠. 그땐 부모님이 정말로 못마땅했지만, 지금 생각해 보면 부모님은 나를 위한 일이라는 판단으로 그렇게 하신 것 같아요.

18세, 카르페디엠

놓는 것일 수 있어. 부모님과 잘 지내고 싶다면 차분한 눈빛으로 대화를 시도해 보렴. 바깥에 나갈 때에도 네가 어디로 가는지, 누구와 함께 가는지 말씀드려. 네가 솔직하고 책임감이 있다는 것을 보여 주면, 부모님도 기꺼이 너의 생각을 존중해서 네가 오랜 시간 바깥에서 보내는 것은 물론이고 더 자주 나갈 수 있게 허락할 거야.

우린 대화가 필요해!

부모님이 네가 하려는 것을 이해하지 못할 때면 막 소리 지르고 대들고 싶을 거야. 하지만 네가 언짢게 생각하는 부분을 잘 말씀드린다면 부모님은 너를 더 잘 이해할 수 있단다.

조용한 때와 장소를 골라 네 의견을 분명하게 말씀드리렴. 예를 들어, 뭔가 너를 실망시킨 것이 있다면 그것이 왜 그런지를 충분히 설명하는 거야. 또 너를 옥죄는 것이 있어 몹시 괴롭다면 부모님이 납득할 수 있는 방법으로 잘 말씀드리렴. 일상의 사소한 일들도 자꾸 얘기하려 하고 부모님은 어떻게 생각하는지도 물어보렴. 열린 마음으로 서로 대화를 한다면 곤란한 문제도 생각보다 쉽게 해결할 수 있을 거야.

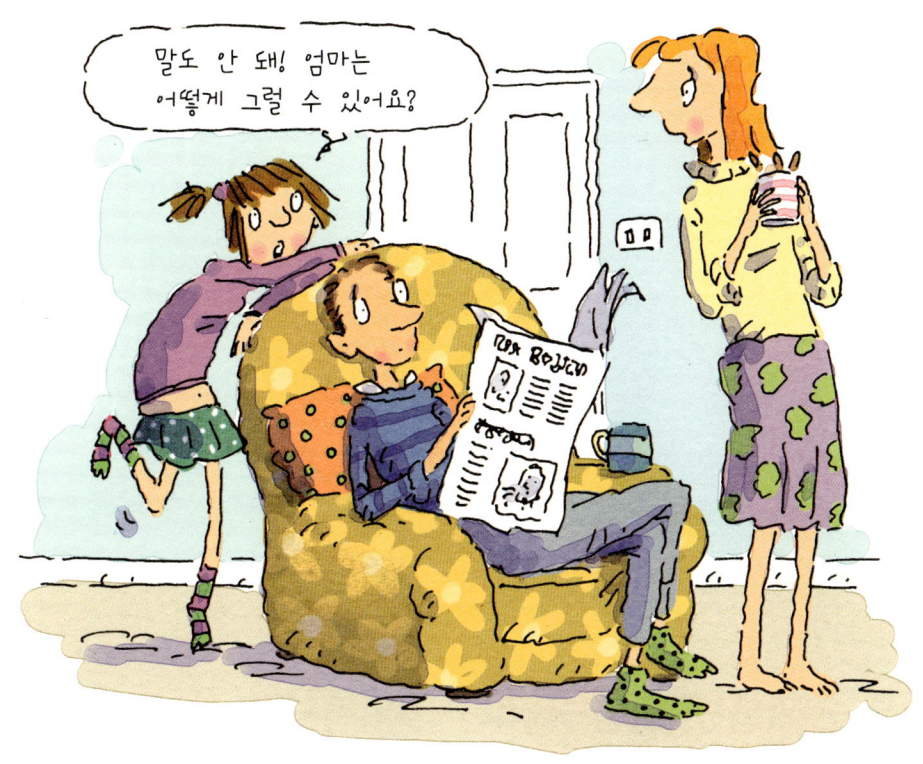

부모님과 일상의 사소한 일에 대해서 이야기하는 시간을 가져 보렴. 부모님이 어떻게 지내고 있는지도 물어 보고 말이야. 이런 대화들이 서로의 담을 허물어 주고 더 큰 문제들도 쉽게 이야기할 수 있게 해 준다.

사춘기 일급 정보

'누구에게나 진심으로 대한다면 이루지 못할 일이 없다!' 이 말을 꼭 기억하렴. 너한테 일어나는 모든 일들을 다 부모님에게 이야기할 필요는 없어. 하지만 거짓말을 하는 것은 좋지 않단다. 예를 들어, 네가 클럽 같은 곳에 가면서 친구 집에 간다며 둘러대고 나갔다고 치자. 그 한 번의 거짓말로 부모님이 너에게 품고 있던 믿음이 와르르 무너져서 너를 더 옭아매려 할 수 있단다.

여럿이 함께 어울리기

친구는 누구에게나 중요하지. 사춘기에는 특히 더 중요하단다. 친구와 함께 웃고 떠들 수 있는 건 그들이 너와 비슷한 변화를 겪고 있어서 네게 일어나는 일들을 그 누구보다도 잘 이해하기 때문일 거야. 그럼에도 친구 관계는 때때로 틀어지고 여러 가지 곤란한 문제들을 일으키곤 한단다.

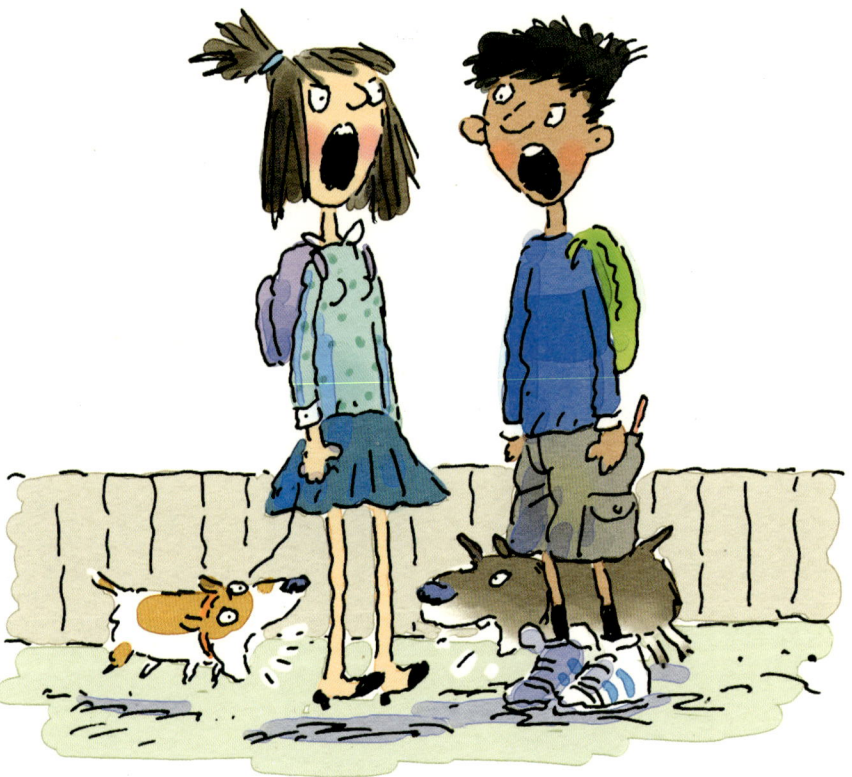

함께 이야기를 나누고 많은 시간을 함께 보낼 수 있는 친구들이 있다는 건 굉장히 행복한 일이야. 그렇지 않니?

균형 잡기

친구들이 중요하긴 하지만 네 생활에서 스스로 균형을 잡을 필요가 있어. 너에게는 학업, 시험, 집안일, 가족과 함께 하는 것 등 시간과 노력을 들여야 하는 다른 일들이 많지 않니? 친구들에게만 너무 몰두하다 보면 너의 장래를 위해 꼭 해야 할 중요한 일들에 소홀할 수 있어.

스스로 균형을 유지하는 건 친구들과의 갈등을 원만히 해결하는 데에도 도움이 된단다. 어떤 사람은 친구를 소유하려 하고, 그 친구가 다른 친구와 만나면 자신을 버렸다고 느끼기도 해. 하지만 곰곰이 생각해 봐. 아무리 절친한 사이라고 하더라도 모든 시간을 함께 할 수는 없는 거 잖아? 만약 그렇다면 서로에게 금세 지겨워질 거야. 만약 네가 친구와는 다른 관심사가 생긴다면 더 독립적이게 되고, 친구의 관심사에 대해서는 금세 시들해지게 될 거야.

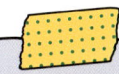

사춘기 일급 정보

옛 친구와 연락이 끊겼거나 관심사가 바뀌어서 새로운 친구를 사귀고 싶을 때가 있을 거야.
만약 새로운 친구를 사귀는 게 힘들다면 그들과 만나기 전에 얘깃거리를 생각해 보는 것이 좋아. 그들이 다니는 학교나 취미 활동에 대해 물어보렴. 그들과 공동의 관심사가 있거나 좋아하는 활동이 같다면 그쪽으로 대화의 방향을 잡으면 돼.

또래 압력

어떤 친구들은 담배를 피우거나 술을 마시는 것과 같이 불편한 행동을 하기도 해. 네게도 그런 일을 하도록 강요하기도 하고 말이야. 이제부터라도 그런 친구들을 멀리하고 새로운 친구를 사귀도록 해. 이게 쉽지는 않겠지만 그 무엇보다 네 감정을 중요하게 생각할 필요가 있어. 너의 기분을 상하게 하는 일은 분명 잘못된 일이고, 이제 변화를 줄 시간이라는 걸 뜻한단다.

진정한 친구는 네게 몸에 해로운 담배를 피우라고 강요하지 않아. 진짜 친구라면 너의 생각을 존중해 줄 거야.

요건 몰랐지?

어떤 친구가 좋은 친구일까?

- 좋은 친구들은 너에게 진심을 보여 주고, 너 몰래 뒤에서 너에 대한 험담을 늘어놓지 않아.
- 좋은 친구들도 때로 말다툼을 하지만 어떻게 사과를 하고 어떻게 상대를 용서하는지 잘 알아.
- 좋은 친구들과 어울리면 네 자신을 소중하게 느끼게 한단다.
- 좋은 친구들은 서로의 의견을 존중하고 상대를 불편하게 하는 행동은 하지 않으려 한단다.

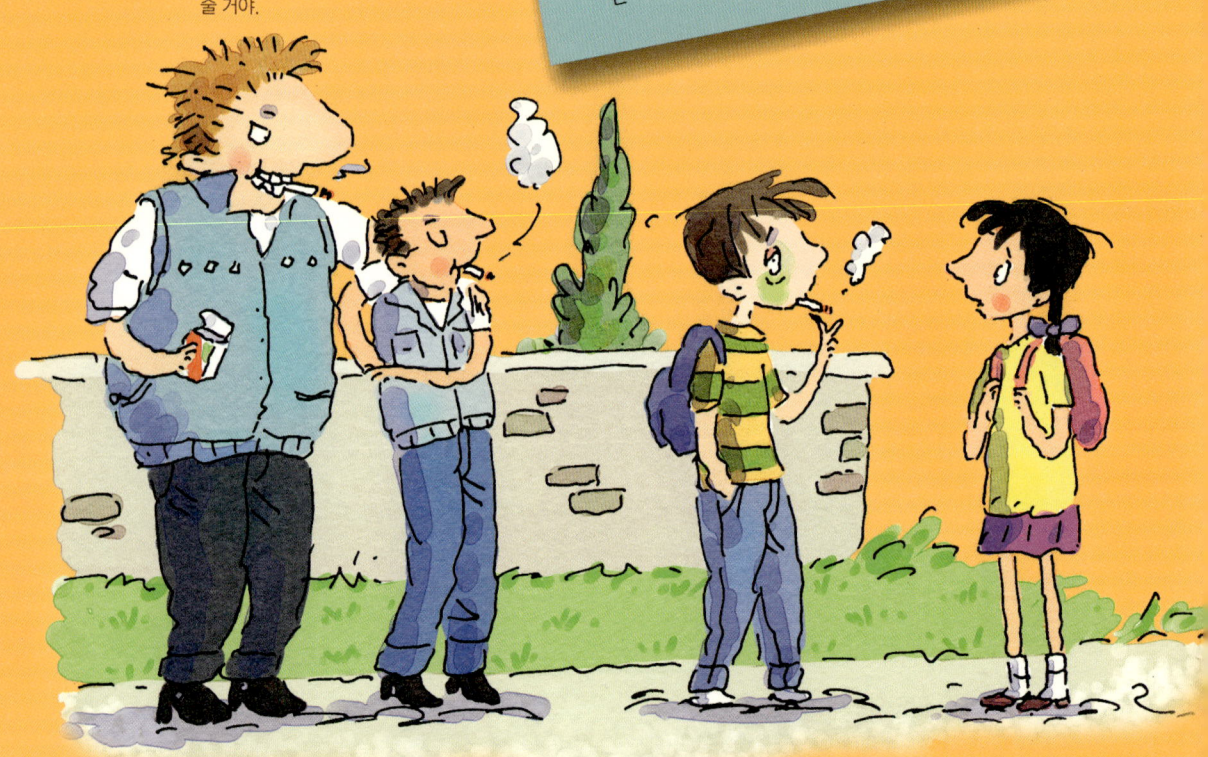

친구 이상의 관계?

친구들 중 특별히 한 사람에게 갑자기 더 친해지고 싶은 마음이 생긴 적이 있니? 가까이 가면 가슴이 막 뛰고, 입에 침이 바짝 마르고, 다리에 힘이 쑥 빠지니? 걱정하지 마. 풋사랑에 빠져서 그런 것일 테니까. 그리고 이건 매우 자연스러운 일이야. 사춘기 동안 성호르몬이 네 몸을 휘감아 전에는 다른 사람에게 느껴 본 적이 없는 특별한 관심을 갖게 되는 거지.

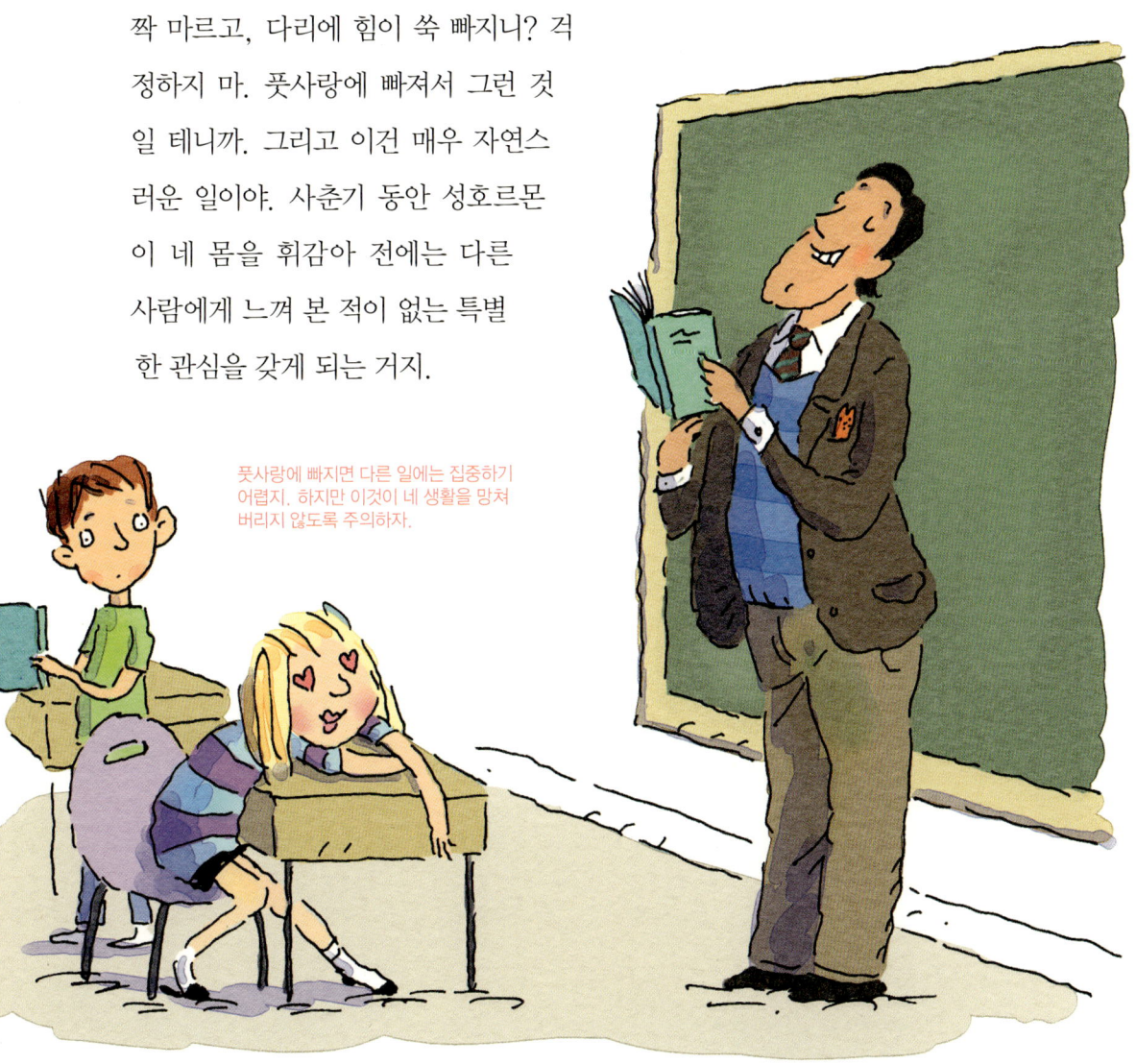

풋사랑에 빠지면 다른 일에는 집중하기 어렵지. 하지만 이것이 네 생활을 망쳐 버리지 않도록 주의하자.

난 네게 홀딱 반했어!

사춘기에는 그 누구에게라도 뿅 가는 풋사랑에 빠질 수 있어. 친구, 연예인, 심지어 선생님에게도 말이야. 풋사랑에 빠지면 온몸이 사랑을 하고 있는 느낌으로 가득 차게 되지. 사랑에 빠진 상대와 스킨십을 하는 모습을 상상하기도 할 거야.

그런 상상이 새로운 성적 느낌들을 알아 갈 수 있도록 해 주긴 하지만 네가 실제로 그것을 원하는 것이라고 단정 짓기는 어려워. 풋사랑은 설레고 즐거운 일이야. 하지만 온종일 그 사람만 생각하고 너무 집착하다 보면 헤어나기가 점점 힘들어진단다. 다른 친구들과 학업, 그리고 네가 늘 해 오던 일들도 소홀히 해선 안 돼.

동성애와 이성애

동성애란 자신과 성별이 같은 사람에게 성적인 감정을 느끼는 거란다. 네가 동성 친구에게 강하게 끌린다고 해서 네가 무조건 동성애자인 것은 아니야. 이건 단지 네가 좋아하는 사람들과 매력적으로 생각하는 성격들을 알아 가고자 하는 욕구일 뿐이야. 사춘기에는 호르몬과 감정이 고조되기 때문에 네가 동성 친구들에게 강하게 끌린다고 해서 이상하게 여기지 않아도 된단다.

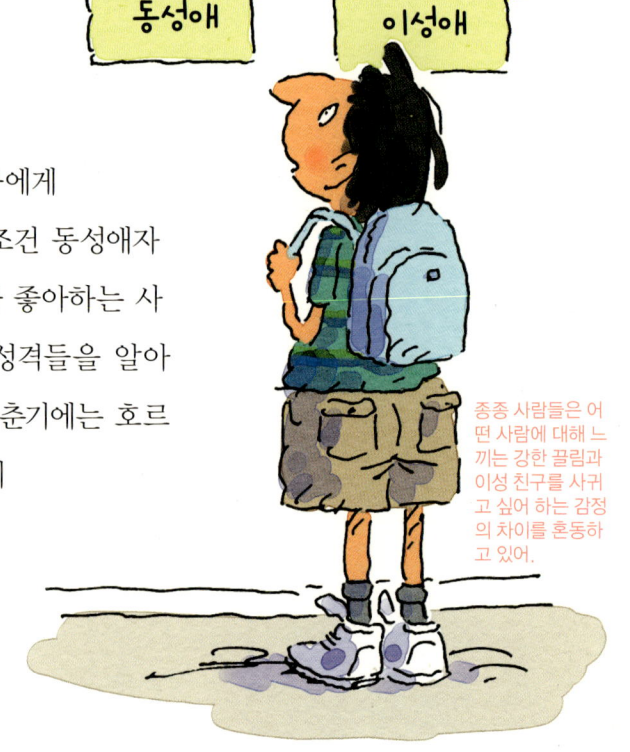

종종 사람들은 어떤 사람에 대해 느끼는 강한 끌림과 이성 친구를 사귀고 싶어 하는 감정의 차이를 혼동하고 있어.

어떤 친구들은 초기 단계부터 동성의 사람들에게 진짜로 매력을 느끼기도 해. 또 어떤 친구들은 동성과 이성에게 동시에 매력을 느끼기도 한단다. 이것은 몸속의 호르몬이 갑자기 쏟아져 나오면서 생기는 자연스런 현상이야. 그러니까 너무 일찍부터 어느 한쪽으로 단정 지을 필요는 없어. 호르몬의 영향이 수그러들면 너의 진짜 감정이 명확하게 드러날 테니까. 중요한 건 너의 성 정체성을 편안하게 받아들이고 다른 사람의 선택 역시 존중해야 한다는 것이지.

> **My blog**
>
> 나는 말 그대로 어떤 남자아이에게 홀딱 빠져 버렸어요. 하지만 그 사실을 누구에게도 말하지 않았지요. 어느 날, 그 애가 다른 여자아이와 데이트를 하는 걸 목격했어요. 그 순간 내 인생이 완전히 끝장난 것 같았어요.
>
> 하지만 나는 새로운 사람들을 만나기 시작했고, 또 다른 사람에게 홀딱 반해 버렸죠. 이젠 알 것 같아요. 그때 그 애에게 빠진 건 그냥 외모 때문이었고, 홀딱 빠져 버리는 풋사랑은 한때의 경험일 뿐이라는 걸 말이에요.
>
> 15세, 풋사과

두근두근 데이트

네가 누군가를 정말로 좋아하고 그 사람도 너를 좋아한다고 생각한다면, 용기를 내서 데이트를 하자고 말해 보렴. 이것은 매우 설레면서도 힘든 일이기도 하지.

첫 단추 끼우기

누군가에게 데이트를 신청할 때는 그 사람이 혼자 있는 시간을 택하도록 해. 처음에는 일상적인 대화로 시작하다가 액션 영화를 보는 일과 같은 공동의 관심사 쪽으로 이야기의 방향을 바꾸는 거야. 그런 다음 자주 가는 영화관이

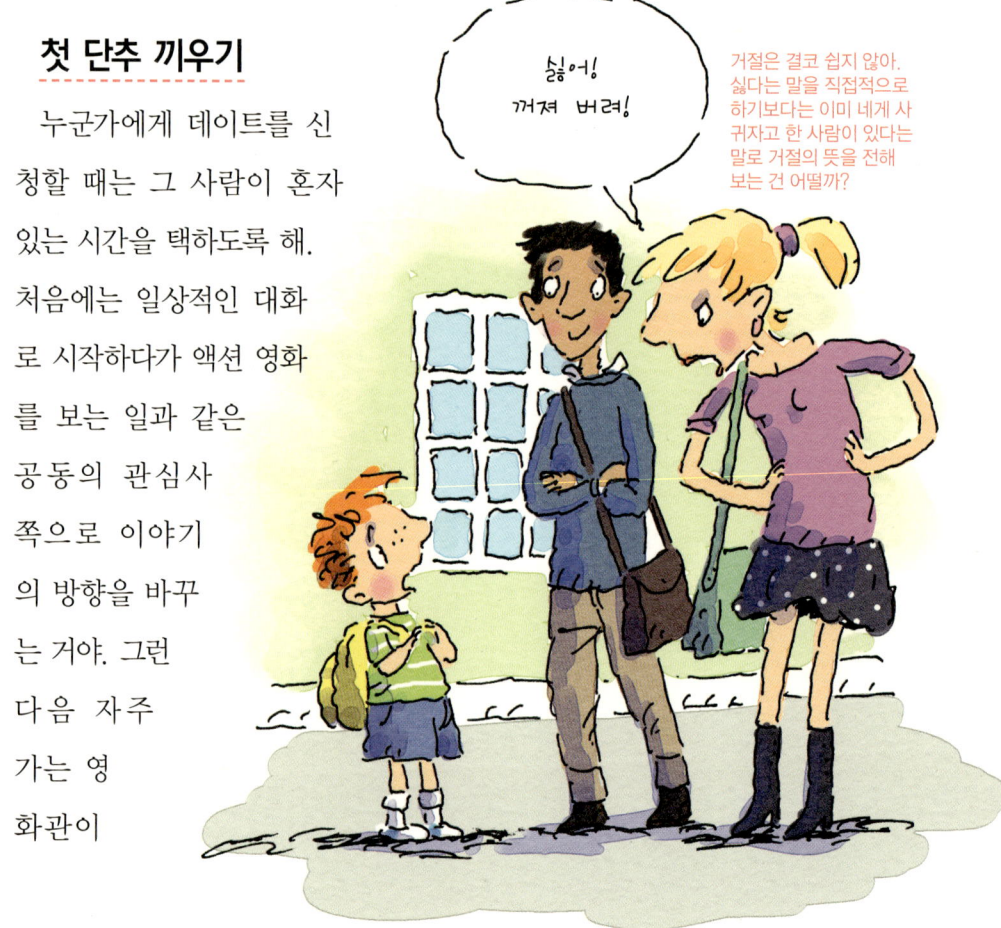

거절은 결코 쉽지 않아. 싫다는 말을 직접적으로 하기보다는 이미 네게 사귀자고 한 사람이 있다는 말로 거절의 뜻을 전해 보는 건 어떨까?

어딘지 물어보며 언제 같이 영화나 보러 가자고 말하는 거지. 만약 만난 지 얼마 안 된 사이라면 친구들과 함께 하는 걸 제안해도 좋아. 둘의 부담감도 줄이고 서로에 대해 알 수 있는 기회가 될 수 있거든.

마음의 준비

모든 일이 항상 계획대로 되지는 않아. 그러니 거절을 당할 것에 대한 마음의 준비도 하고 있어야 해. 물론 그런 일은 없어야 하겠지만. 용기를 내어 다가갔는데 거절을 당하면 처음에는 무척 창피하고 화가 날 수 있어. 하지만 부끄러워할 일은 아니란다. 네겐 또 하나의 경험이 쌓였고, 그동안 좋아하는 마음을 숨긴 채 속으로만 끙끙 앓았던 일을 말끔히 해결했다고 생각하면 되는 거야.

애정 표현

첫 데이트를 시작하고 어느 정도 시간이 지나면 서로에게 더 가까이 다가가고 싶어지게 된단다. 네가 누군가와 사귀고 있을 때에는 여러 가지 방법으로 애정을 표현할 수 있어. 이를테면 손을 잡거나, 포옹을 하고, 입을 맞추는 것으로 너의 감정을 드러낼 수 있지. 서로 원하고 있다면 말이야.

둘 중 한 사람이 더 깊은 스킨십을 원할 수도 있어. 둘 다 원하는 경우에는 그 일이 매우 즐겁겠지만 원하지 않는 경우에는 몹시 불쾌하단다.

네가 하기 싫은 일은 싫다고 말해야 하고, 상대가 하기 싫어하는 일은 과감히 그만둘 수 있어야 해. 네가 사랑하는 친구가 몹시 원한다고 하더라도 네가 원치 않는 성관계나 성적 행동은 절대로 해서는 안 돼. 네가 원해서 한 것이 아니라 하더라도 결국엔 네게 책임을 묻게 되는 상황이 생길 수 있으니까 말이야. 꼭 기억하렴. 네 몸은 너의 것이란다.

사춘기 일급 정보

만약 좋아하는 사람과 사귀다가 헤어지기로 결정했다면, 상대방에게 더욱 예의 바르게 행동하자. 두 사람 모두 시간이 지날수록 더 행복해지는 것이 중요하잖니?

* 왜 헤어지기를 원하는지 분명하게 하자. 직접적으로 이야기하는 것이 시간을 절약하고 스트레스를 줄일 수 있어.

* 거칠게 굴지 말자. 인신공격을 하거나 예민하게 행동하지도 말자.

* 조용히 이야기 할 수 있는 적당한 장소를 고르렴. 학교나 다른 친구들과 떨어져서 혼자 만나서 이야기하는 것이 좋아.

* 적절한 때를 고르는 것이 중요해. 중요한 시험이나 생일을 앞두고 이야기하는 것은 상대를 구렁텅이에 빠뜨리는 격이 될 수 있어.

나 자신을 사랑하기

사춘기 동안 많은 변화와 도전들을 겪으면서 자신의 행동과 모습에 대한 자의식을 갖게 되지. 자신을 다른 사람들과 비교하면서 우쭐하거나 의기소침해지곤 하다가 결국에는 그들과 같을 수 없다는 결론에 이르기도 해.

너 자신만의 모습을 찾기 위해서는 자긍심 또는 자신감을 가져야 해. 자신을 잘 알고 존중해야만 너를 위해 올바른 선택도 할 수 있는 거란다.

기초 다지기

자기 확신을 다지는 것은 근육을 키우는 것과 비슷하단다. 규칙적으로 기초를 쌓는 것이 필요하다는 뜻

요건 몰랐지?

자해는 스스로에게 상처를 입히는 일이야. 이를테면, 자기 몸을 칼로 베거나 불로 지지는 것과 같은 행동이지. 사춘기 동안 자신의 감정을 통제하지 못하는 경우 이런 행동을 하기도 해. 자해는 위험한 것이며 몸과 마음에 평생 지울 수 없는 상처를 남길 수도 있어. 또한 그 사람이 감정을 통제할 수 있도록 누군가가 도와주어야 한다는 신호이기도 하지. 만약 너 자신이 그렇거나 네가 알고 있는 사람이 이런 행동을 한다면 되도록 빨리 믿을 만한 어른에게 이야기해서 도움을 받아야 해.

이야. 네가 할 수 있는 가장 중요한 것 한 가지는 자신을 긍정적으로 생각하는 거지. 예를 들면, 네가 할 수 없거나 하기 싫어하는 것을 걱정하기보다는, 잘할 수 있고 좋아하는 일에 초점을 두는 거야. 작은 키와 같이 자신의 힘과 노력으로 바꾸기 힘든 것들에 집착하기보다는 눈이 예쁘다거나 머릿결이 좋다든가 하는 좋은 점에 집중을 하는 거야. 어떤 사람은 새로운 악기나 재미난 기술을 배움으로써 자신감을 키워 나가기도 해. 처음에는 어려울 수 있지만 스스로도 놀랄 만큼 네게 장점이 많다는 걸 곧 깨닫게 될 거야.

새로운 친구들을 사귀는 것도 좋은 기회가 될 수 있어. 때로 몸짓과 자세를 바꾸는 것과 같이 간단한 일로도 기분이 좋아지고 자신감이 생

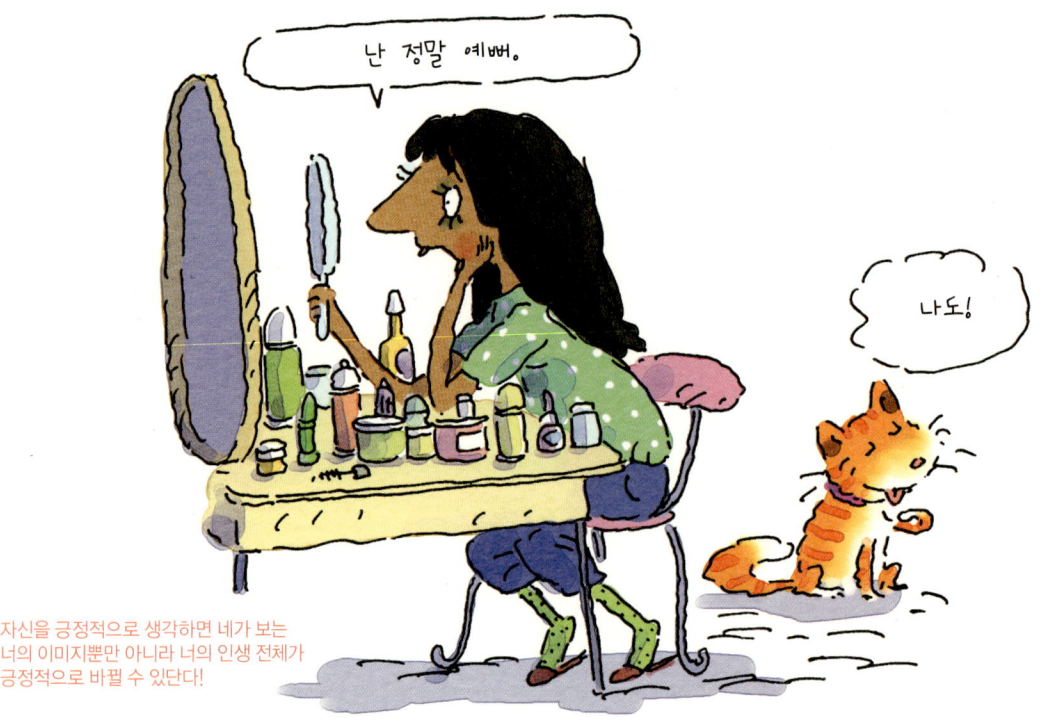

자신을 긍정적으로 생각하면 네가 보는 너의 이미지뿐만 아니라 너의 인생 전체가 긍정적으로 바뀔 수 있단다!

사춘기 일급 정보

기억하렴. 모든 사람은 스스로에 대해 좋아하지 않는 면을 가지고 있단다. 설령 엄청나게 멋지고 외모에 자신이 있는 사람일지라도 말이야. 구석에 쭈그리고 앉아 다른 사람과 비교만 하지 말고 당당히 밖으로 나와서 네 자신의 삶을 즐겨 봐.

길 수 있단다. 고개를 높이 들고, 허리를 쫙 펴고, 사람들의 눈을 똑바로 바라보는 연습을 해 보렴. 분명 너의 다른 모습을 보게 되고, 좀 더 행복해질 거야.

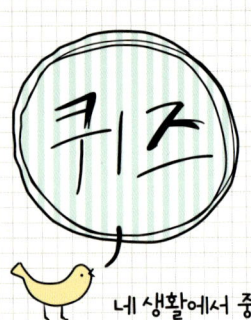

퀴즈

네 생활에서 중요한 관계들을 얼마나 잘 만들어 가고 있니? 잘 생각하고 답해 보렴.

1. 부모님이 네가 친구들과 여행을 가는 것을 허락하지 않는다면, 너는 어떻게 하겠니?
① 부모님과 이야기를 나누고 설득한다.
② 소리 지르고 대든다.
③ 어쨌든 간다. 친구 집에 있었다고 거짓말을 한다.

2. 너와 절친한 친구가 주말을 다른 친구와 보내겠다고 말한다면, 너는 어떻게 하겠니?
① 다른 일을 계획한다. 그리고 네가 다른 친구와 만나 시간을 보내더라도 좋은 친구임에는 변함없다는 생각으로 즐겁게 보낸다.
② 어쨌든 그들을 찾아가서 함께 놀자고 한다.
③ 한 주 동안은 그 친구를 무시한다.

3. 네가 화가 났을 때, 좋은 친구라면 어떻게 행동할까?
① 뭐가 잘못됐는지 먼저 묻고 그 일에 대해 이야기를 나누면서 네게 용기를 준다.
② 너를 혼자 내버려 둔다. 네가 화가 나서 난폭한 행동을 하더라도 전혀 상관하지 않는다.
③ 네게 부모님이나 선생님에게 가서 그 일에 대해 따지라고 말한다.

4. 누군가에게 한눈에 홀딱 반했다면, 넌 어떻게 하겠니?
① 그 사람에 대해 많이 생각하겠지만 늘 하던 대로 바쁘게 지낸다.
② 교과서에 하트를 그려 놓고 온통 그의 이름을 적어 둔다.
③ 식욕이 없어지고 숙제도 미루게 되며 친구들에게 날마다 그에 대한 얘기를 한다.

퀴즈 정답
1. ① (글은 부모님과의 대화로도 해결할 수 있단다.) 2. ① (좋은 친구들은 함께이거나 떨어져서도 좋은 친구야.) 3. ① (친구가 먼저 무엇이 잘못되었는지 이야기를 해 주는 것이 좋지. 그렇게 화를 내는 것이 올바르지 않을 수 있어.) 4. ① (먼저 ②, ③을 선택했다면 너는 강박적인 사랑의 감정을 보이고 있지만 노력하면.)

너는 소중하단다

Chapter 6

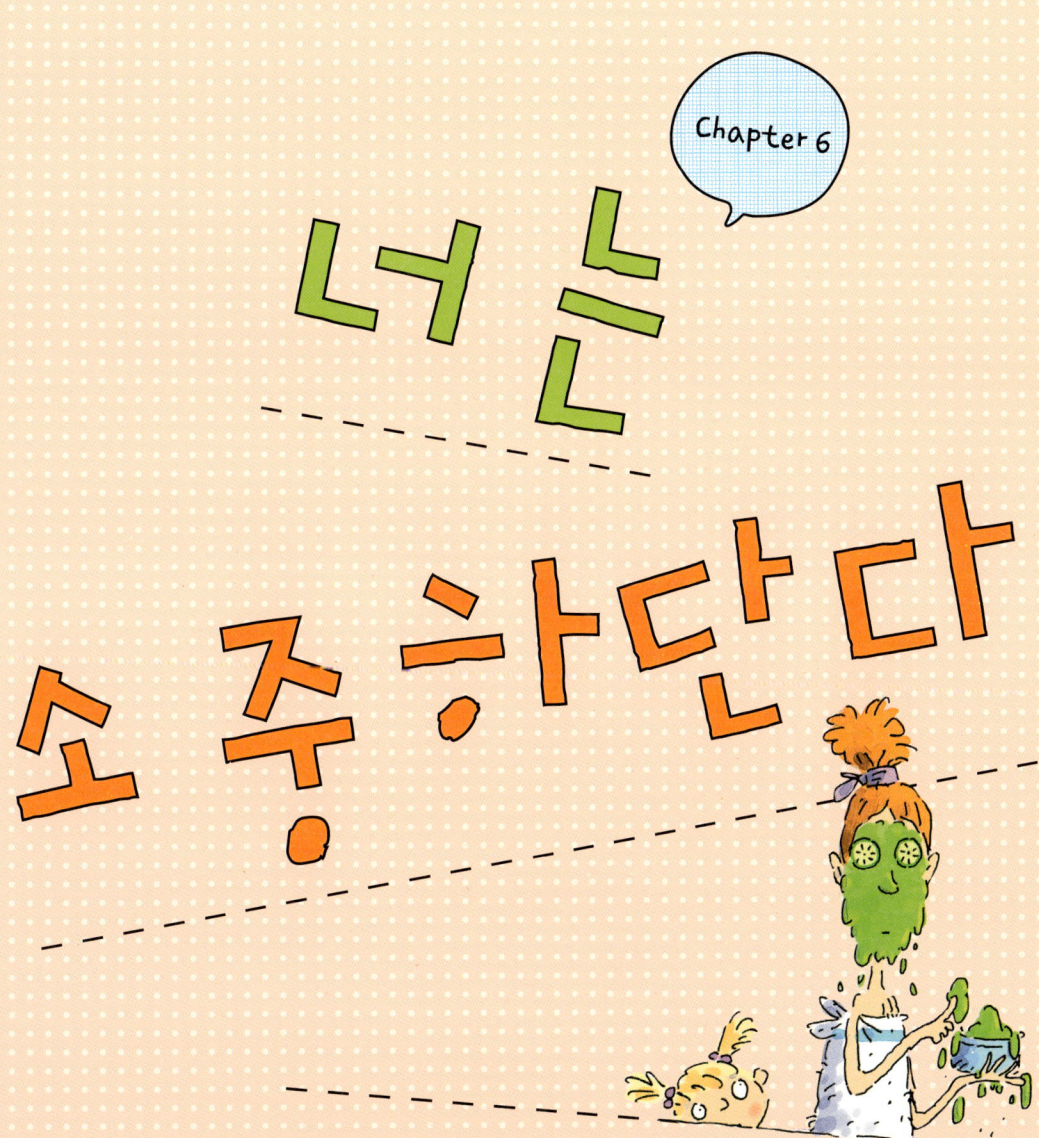

건강을 위한 삼박자

많은 변화를 겪고 있는 너의 몸을 잘 가꾸는 일도 중요하단다. 골고루 먹는 것, 자주 씻는 것과 같은 기본적인 일들을 비롯해 건강을 위해 신경을 써야 할 것이 너무 많다고 느낄지도 몰라. 하지만 네 몸은 하나뿐이란다. 그러니 네 몸을 잘 가꾸어야 하는 거야.

균형 잡힌 식사

균형 잡힌 식사를 하는 것은 인생 전반에 걸쳐 중요한 일이야. 특히 사춘기에는 더 그렇지. 너의 몸은 신속한 성장을 위해 좋은 음식들을 공급해 주길 원한단다. 잘 먹어야 보기 좋은 모습을 만들 수 있거든. 균형 잡힌 식단은 풍부한 탄수화물, 과일과 야채, 우유와 유제품, 충분한 단백질, 적은 양의 지방과 당분을 말해. 물도 많이 마시렴. 물은 집중력을 키울 뿐만 아니라 피부를 맑고 촉촉하게 해 준단다.

건강에 좋은 음식들을 먹고 운동을 한다면

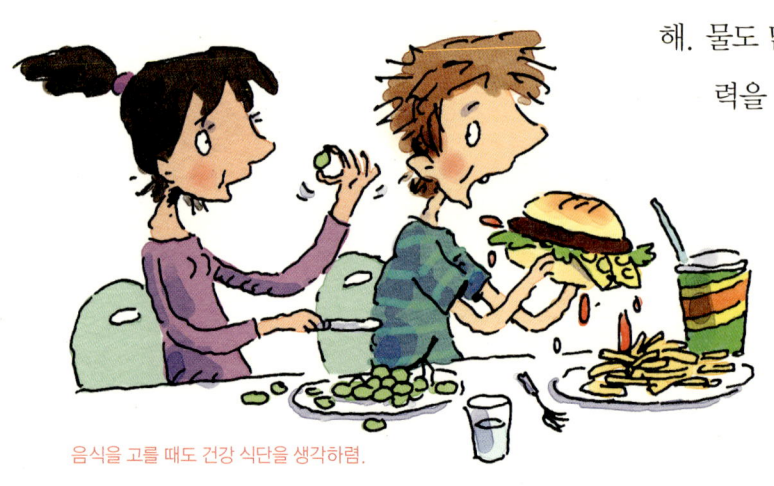

음식을 고를 때도 건강 식단을 생각하렴.

몸무게 때문에 고민할 일은 없을 거야. 혹시 다이어트를 하기로 결심했다면 올바른 방법을 선택해야 해. 다이어트를 시작하기 전에는 반드시 의사와 상의해야 하는데, 가장 건강하고 좋은 방법은 평소보다 식사량을 줄이고 지방이 많은 음식은 삼가며 과일과 야채를 많이 먹는 거야. 이런 식습관을 유지한다면 몸무게가 줄었다가 다시 살이 찌는 일은 없을 거야.

요건 몰랐지?

식습관 장애는 심각한 병에 걸리게 하거나 깊은 상처를 남길 수 있기 때문에 매우 위험하단다. 이것은 남자와 여자가 다 걸릴 수 있는 병이야. 폭식증은 많은 양의 음식을 먹고 살이 찌는 것을 막기 위해 토해 내는 것을 말해. 거식증은 살을 빼려고 음식을 먹지 않고 굶는 것이지. 네게 이 같은 문제들이 있다면 부모님이나 다른 어른들에게 꼭 말씀드리렴. 그리고 되도록 빨리 병원에 가서 의사의 진료를 받아야 한단다.

규칙적인 운동

　규칙적인 운동은 몸을 건강하고 날씬하게 만들어 주지. 또한 지금처럼 중요한 시기에 여러 가지로 우리 몸에 힘을 준단다. 한 가지 예로, 운동은 우리 몸에 엔도르핀과 같은 기분을 좋아지게 하는 생화학 물질들을 분비하도록 하기 때문에 스트레스를 줄여 준단다. 멋진 몸매 역시 운동을 통해 만들 수 있지. 규칙적인 운동은 균형 잡힌 몸매와 건강한 혈색을 갖게 해 주거든. 또한 낮에 운동을 하면 밤에 더 푹 잠들 수 있단다. 그럼 너는 보다 힘차게 하루를 보낼 수 있을 거야.

충분한 수면

사춘기 동안에는 잠을 충분히 자야 해. 성장에 필요한 호르몬이 잠을 자는 동안 만들어지기 때문이야. 잠이 부족하면 기분이 가라앉고 집중력이 떨어지며 우울증에 걸릴 수도 있어. 수면 문제는 호르몬에도 부분적인 영향을 준단다. 십대들은 성인에 비해 잠을 통제하는 호르몬인 멜라토닌이 늦게 분비되는 경향이 있기 때문에 잘 시간이 되어도 피곤하지 않을 수 있어. 주말에 밀린 잠을 몰아서 자려고 하겠지만, 그보다는 평일에 일찍 잠자리에 드는 습관을 들이는 게 더 좋아. 잠이 오지 않는다면 따뜻한 물로 샤워를 하거나 따뜻한 우유를 마셔 보렴. 불을 끄기 전 30분 정도 책을 읽는 것도 도움이 될 거야.

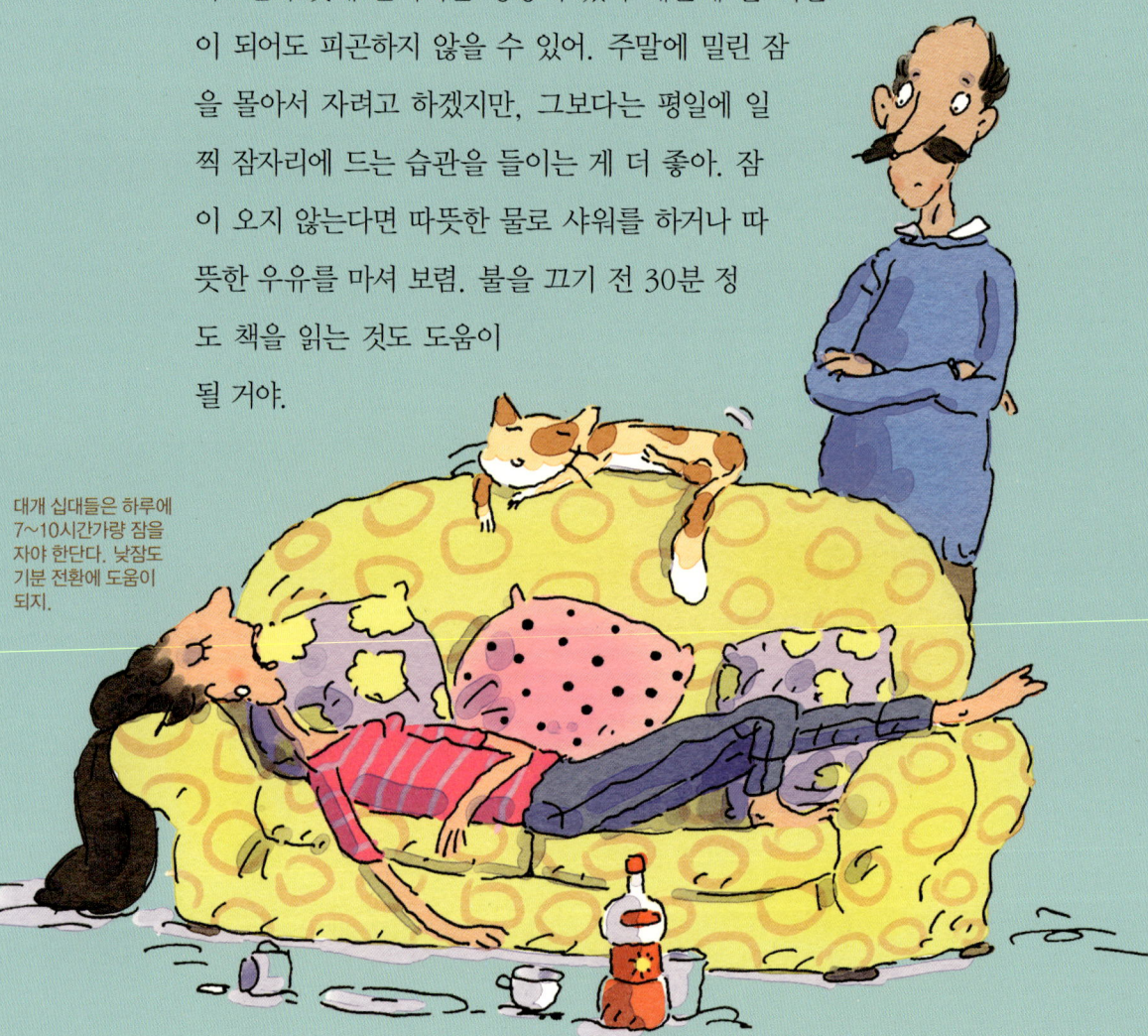

대개 십대들은 하루에 7~10시간가량 잠을 자야 한단다. 낮잠도 기분 전환에 도움이 되지.

내 몸을 맑고 깨끗하게!

살면서 겪게 되는 지독하게 얄궂은 일 중 하나는 자신의 외모를 의식하기 시작하면 더 많은 여드름이 나고 더 많은 땀을 흘리게 된다는 거야. 누구라도 이런 문제들을 완전히 피할 수는 없을 거야. 하지만 도움이 되는 일은 할 수 있단다.

왜 여드름이 나는 걸까?

여드름은 피부에 피지라고 부르는 기름진 물질이 분비되면서 생기는 거야. 우리의 몸은 피부에서 수분이 빠져나가는 것을 막고 부드럽게 유지하기 위해 피지를 만들어 낸단다. 사춘기 동안에는 더 많은 피지가 나와 모공을 막아 버리기도 하지. 피지로 막힌 모공에 박테리아가 증식하면서 여드름을 만드는 거야. 대개 얼굴에 여드름이 나지만 목이나 등, 가슴에도 날 수 있어.

얼굴에 여드름이 났다면 조금이라도 빨리 여드름을 짜내고 싶을 거야. 하지만

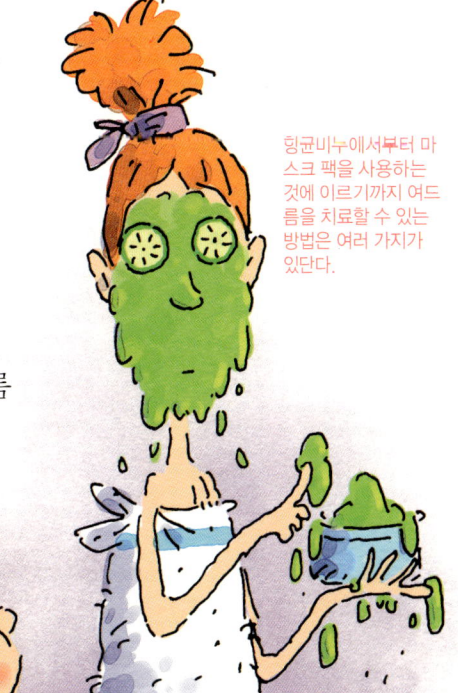

항균비누에서부터 마스크 팩을 사용하는 것에 이르기까지 여드름을 치료할 수 있는 방법은 여러 가지가 있단다.

요건 몰랐지?

십대 10명 중 8명은 뾰루지나 여드름 때문에 무척 고생을 하지. 여자아이들은 월경 기간에 여드름이 더 심해지고 남자아이들은 여드름이 더 오랫동안 지속된단다.

그 유혹을 잘 참고 이겨 내야 해. 깨끗하지 않은 손으로 여드름을 짜면 보기 싫은 흉터가 생길 뿐만 아니라 손에 있던 세균에 감염이 되어 여드름이 더 심해질 수도 있어. 대신 부드러운 비누와 미지근한 물로 매일 아침과 저녁에 깨끗하게 씻고 깨끗한 수건으로 두드리면서 물기를 잘 닦아 내렴.

그러나 얼굴을 너무 심하게 자주 씻으면 오히려 더 많은 피지가 나올 수 있으니 주의해야 해. 여드름이 났다면 그 위에 여드름 치료 연고를 살짝 발라 주렴. 이틀 정도 지나면 여드름이 없어질 거야. 여드름이 아주

사춘기 일급 정보

사춘기 동안 분비되는 과도한 피지는 머리카락 또한 기름지게 만들지. 기름진 머리카락은 순한 샴푸로 깨끗이 감으렴. (매일 머리를 감으면 머리카락이 더 기름지게 된다는 것은 틀린 말이야.) 린스를 쓴다면 오일프리 제품이나 기름진 머리를 위해 특별히 만든 제품을 쓰도록 해. 드라이어로 머리를 말릴 때도 뜨거운 바람을 쐬지 않는 게 좋아. 열기는 두피에 더 많은 기름기가 생기게 하거든.

심하다면 2주 동안은 항균비누를 쓰는 게 좋아. 그래도 낫지 않고 더 심해진다면 의사를 찾아가 진료를 받아야 해.

고약한 몸내를 어떻게 없애지?

이제 매일매일 샤워를 해야 할 때가 됐어. 사춘기 동안 몸에서 고약한 냄새가 나는 것은 몸에 땀이 많아지기 때문이야. 우리 몸에는 두 가지 종류의 땀샘이 있는데, 그중 하나인 아포크린샘은 사춘기 때 작동하기 시작하지. 이 샘에서 만들어 내는 땀 자체에는 냄새가 없지만 피부 박테리아가 땀을 분해하면서 고약한 냄새를 풍기는 거야.

규칙적으로 몸을 씻는 것도 중요하지만 속옷과 양말도 매일매일 갈아입어야 해. 겉옷도 냄새를 맡아 보고 땀이나 얼룩에 더러워졌다면 깨끗이 빨아 입어야 해. 겨드랑이에서 땀 냄새가 심하게 난다면 땀 분비를 줄여 주는 제품을 한번 써 보렴.

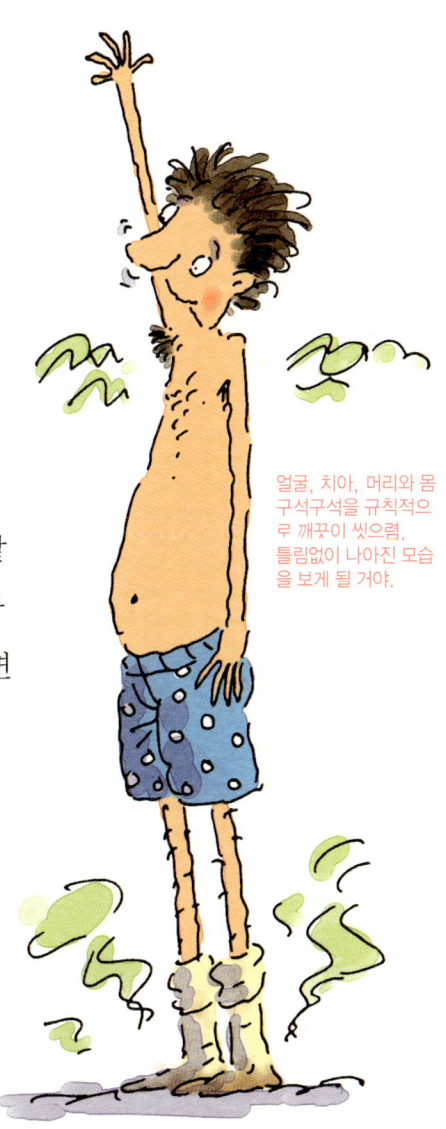

얼굴, 치아, 머리와 몸 구석구석을 규칙적으로 깨끗이 씻으렴. 틀림없이 나아진 모습을 보게 될 거야.

자신을 위해 하지 말아야 할 것들

자신을 위해 해야 하는 일을 아는 것처럼 하지 말아야 하는 일도 알아야 한단다. 여기에는 흡연, 음주, 약물 남용 등이 포함되지.

담배 피우기

담배는 분명히 우리 몸을 망치는 물건이야. 오랜 기간 동안 흡연을 하면 심각한 병에 걸릴 수도 있단다. 음…… 그건 너에게 너무 먼 얘기여서 와 닿지 않을 수도 있겠구나. 그렇다면 당장 피부에 와 닿을 만한 피해를 얘기해 볼까? 담배를 피우면 옷이나 머리카락에 담배 냄새가 배고 손가락에 얼룩이 생겨. 그뿐인 줄 아니? 입에서 역겨운 냄새가 나고 기침이 나며 피부가 건조하고 칙칙해지지. 그리고 돈도 많이 든단다.

음주와 약물 남용

술과 약물은 너의 건강을 갉아먹는단다. 이것들은 뇌에 영향을 주어 현실 감각, 감정, 운동 능력, 시력, 말하고 듣는 능력을 떨어뜨리거든. 너의 몸이 한창 성장하는 동안 이런 해로운 물질들을 섭취한다면 아주 심각한 문제가 생길 수 있어. 예를 들어, 술은 몸의 신진대사를 방해하기 때문에 짧은 시간에 많은 양의 술을 마신다면 의식을 잃거나 심한 경우에는 목숨을 잃을 수도 있단다.

가장 무서운 건 중독

술과 담배, 약물의 문제는 중독성이 강하다는 거야. 그 안에 들어 있는 화학 물질들은 우리 몸을 그 물질에 의존하게 만들기 때문에 점점 더 많은 양을 원하게 돼.

여러 연구 자료들에서도 흡연이나 음주를 일찍 시작할수록 중독이 될 위험이 커진다고 밝혔단다. 중독은 말 그대로 사람들의 생활에 독이 되어 일이나 인간관계를 꼬이게 만들고, 건강을 해치거든. 너는 너의 몸을 존중하고 앞으로 가치 있는 삶을 살아야 할 책임이 있어. 그러니 이런 것들에 함부로 너의 몸을 맡기지 않도록 주의하렴.

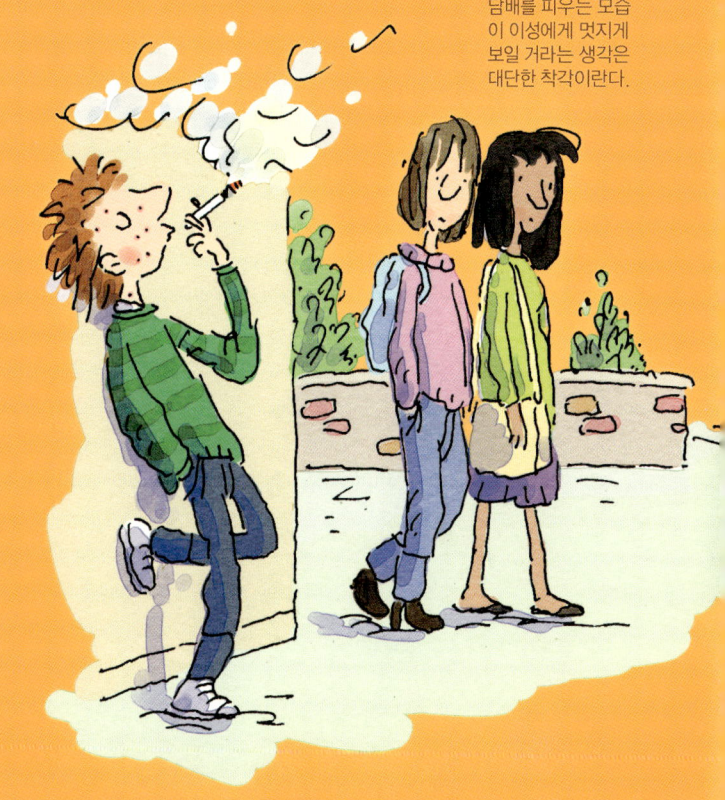

담배를 피우는 모습이 이성에게 멋지게 보일 거라는 생각은 대단한 착각이란다.

요건 몰랐지?

파티에서 술을 많이 마시거나 약물을 복용하는 것은 스스로 구렁텅이를 파는 것이나 다름없어. 술과 약물은 정신을 혼란스럽게 만들어서 나중에 정말로 후회할 일을 하게 될지도 모르거든. 이를테면, 음주 운전을 하거나 생판 모르는 사람과 성관계를 하는 아주 위태로운 상황이 벌어질 수 있단다. 기억하렴. 무방비한 상태의 성관계로 임신을 하게 되거나 성병에 걸릴 수 있다는 것을 말이야.

이 책을 읽고 난 뒤에도 여전히 궁금한 것들이 많이 남아 있을 수 있어. 대부분의 고민들은 부모님에게 말하기가 껄끄러워서 친구들과 이야기하는 경우가 많지? 하지만 또래 친구들이 들려주는 정보가 모두 정확한 건 아니란다. 그래서 정확한 정보를 알려 줄 수 있는 어른들과 이야기해 볼 필요가 있어.

이 책의 부록에는 네가 더 많은 것에 대해 알고 싶거나 조언을 바랄 때 연락할 수 있는 곳들의 전화번호와 홈페이지 주소가 나와 있어. 물론 이 밖에 의사나 학교 보건 선생님, 상담 선생님이나 네가 편안하게 말할 수 있는 어른들과 이야기를 나누어 봐도 좋아.

누구나 사춘기에는 여러 가지 어려움을 겪기 마련이야. 하지만 이 시기가 생애 중 가장 신나고 유쾌하게 보낼 수 있는 때인 것도 분명한 사실이야.

중요한 건 걱정만 하느라 이 귀한 시간을 낭비해서는 안 된다는 거야. 하루빨리 고민을 훌훌 털어 버리고 딱 한 번뿐인 네 인생을 제대로 즐겨 보렴!

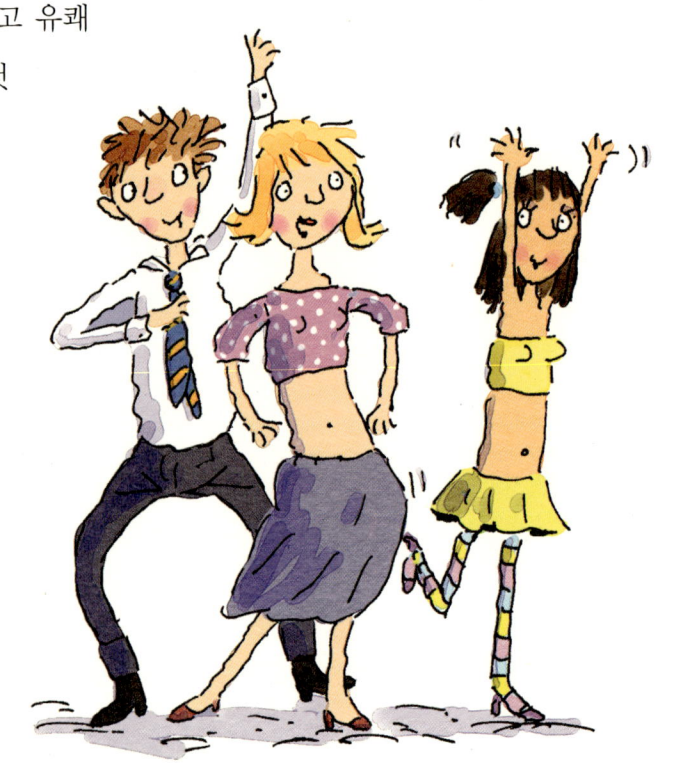

부록

설문조사

김민화 선생님의 사춘기 Q&A

유익한 단체들

교과 내용

■ 설문 조사

사춘기는 다 그런 거예요?

다림 편집팀에서는 우리나라 사춘기 아이들의 고민이 무엇인지 알아보기 위해 경기도 남양주에 있는 구룡 초등학교 5, 6학년 어린이 60명에게 자체적으로 만든 설문지를 돌렸습니다.

설문 결과를 보니, 주로 학업에 대한 고민과 형제나 자매와의 갈등으로 인한 고민이 많았고, 성(性)에 대한 궁금증이나 고민, 이성 교제에 대한 질문에는 뭐라고 적기가 애매했는지 대답을 회피하거나 소극적인 대답이 많았습니다. 이 설문 결과가 우리나라 사춘기 아이들의 고민을 다 대변하지는 못하겠지만, 사춘기 아이들이 자기 안에 고민을 쌓아 두기보다는 밖으로 꺼내어 가족이나 선생님과 함께 스스럼없이 이야기할 수 있는 분위기를 만드는 데 조금이나마 도움이 되었으면 합니다. 그리고 설문에 응해 준 60명의 친구들에게 고마운 마음을 전합니다.

1. 학교생활을 하면서 가장 힘든 점은 무엇인가요?

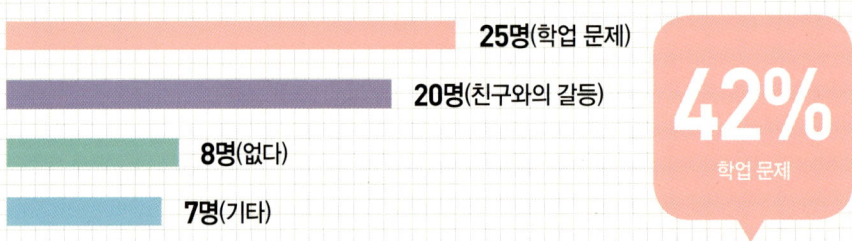

|학업문제| 성적이 오르지 않아요, 공부와 시험이 지긋지긋해요, 수업이 재미없어요, 숙제 하기 싫어요, 수업에 집중이 안 돼요. |친구와의 갈등| 친구들의 놀림이 싫어요, 전 왕따예요, 짝꿍이 싫어요, 친구와 싸웠는데 어떻게 화해해야 할지 모르겠어요. |기타 의견| 친구의 고약한 발 냄새, 너무 짧은 쉬는 시간, 선생님의 어색한 영어 발음, 맛없는 학교 급식, 담임 선생님의 꾸지람 등.

2. 가족에게 자주 느끼는 불만이나 고민은 무엇인가요?

- 24명(형제, 자매에 대한 불만)
- 15명(부모님의 편애)
- 8명(부모님의 잔소리와 구속)
- 9명(없다)
- 4명(기타)

40% 형제, 자매에 대한 불만

|형제, 자매에 대한 불만| 내 동생은 정말 이기적이에요, 언니 오빠가 자꾸 때려요, 동생이 자꾸 놀려요. |부모님의 편애| 부모님이 동생한테만 칭찬을 해 줘요, 엄마 아빠는 나보다 강아지를 더 좋아해요. |부모님의 잔소리와 구속| 제발 공부 좀 해라, 게임하지 마라 잔소리 듣기 싫어요. |기타 의견| 용돈을 안 주는 부모님, 내 마음을 몰라주는 엄마, 엄마가 옷을 안 사 줌, 동생이 풀기 어려운 걸 자꾸 물어봄.

3. 여러분은 현재 이성 친구를 사귀고 있나요?

- 55명(없다)
- 3명(있다)
- 2명(무응답)

5% 이성 친구가 있음

4. 자신의 몸에서 일어나는 변화 중에서 평소 궁금했거나 혼자 고민했던 점은 무엇인가요?

- 5명(여드름은 왜 날까?)
- 2명(몸에 왜 털이 나지?)
- 1명(갑자기 왜 성격이 거칠어지는 걸까?)
- 45명(없다) **75% 없다**
- 7명(기타)

|기타 의견 친구들보다 사춘기가 빨리 와서 고민임, 사춘기인데 키가 별로 자라지 않아서 걱정됨, 온몸 구석구석이 아픈데 왜 그런 걸까, 왜 여자만 아기를 낳는 걸까, 평소에 왜 갑자기 발기가 되는 걸까 등.

5. 외모 때문에 스트레스를 받고 있다면, 어떤 점 때문에 그런가요?

- 9명(뚱뚱한 몸)
- 5명(여드름)
- 3명(작은 키)
- 33명(없다) **55% 없다**
- 10명(기타)

|기타 의견 거친 피부, 입술 모양이 잉어 같음, 눈이 작은 편임, 코가 낮음, 이마가 너무 넓음, 얼굴에 흉터가 있음, 키가 너무 큼.

6. 자신의 성격에 대해 진지하게 고민해 본 적이 있나요? 왜 그런 고민을 했나요?

- 21명(화를 자주 낸다)

■ **5명**(다른 사람한테서 내 성격이 이상하다는 얘기를 들었을 때 고민했다)
■ **2명**(내성적이다)
■ **23명**(없다)
■ **9명**(기타)

|기타 의견| 너무 활발함, 덜렁대서 물건을 잘 잃어버림, 질투심이 많음, 다른 사람의 거짓말에 잘 속아 넘어감, 무언가에 한번 빠지면 끝을 보는 성격.

35% 화를 자주 낸다

7. 평소 성(性)에 대해 궁금했던 점은 무엇인가요?

■ **47명**(없다)
■ **13명**(기타)

|기타 의견| 이성 친구를 사귀는 게 나쁜 걸까, 여자애들은 왜 남자애들만 보면 신경질을 낼까, 여자들은 왜 가슴이 나오고 생리를 하는 걸까, 남자는 왜 변성기를 겪을까, 아기는 어떻게 생기는 걸까 등.

22% 성(性)에 대해 궁금하다

8. 어떨 때 '내가 지금 사춘기를 겪고 있구나.' 하고 느껴졌나요?

■ **19명**(사소한 일에도 크게 짜증을 낼 때)
■ **13명**(부모님에게 짜증을 자주 내거나, 가족들과 대화하기 싫을 때)
■ **3명**(별 이유 없이 눈물이 날 때)
■ **22명**(없다)
■ **3명**(기타)

|기타 의견| 가족보다 친구들과 있는 게 더 좋을 때, 얼굴에 여드름이 났을 때, 자꾸만 외모에 신경이 쓰일 때, '내가 왜 태어났을까?' 하고 생각했을 때, 가출 충동을 느꼈을 때, 이성 친구에게 집착했을 때, 몸의 변화를 느꼈을 때 등.

32% 사소한 일에 짜증낼 때

■ 김민화 선생님의 사춘기 Q&A

선생님, 고민 있어요!

사춘기를 맞은 친구들은 고민이 많아요. 다른 사람들에게 말하기 힘든 고민들을 어떻게 해결하면 좋을까요? 다음은 사춘기 친구들의 실제 고민을 간추려 정리한 거예요. 여러분도 비슷한 고민을 한 적이 있다면 함께 답을 찾아보아요.

1. 축하해요, 드디어 사춘기가 시작되었군요!

Q 왜 성격이 점점 거칠어질까요?
요즘 들어 성격이 점점 거칠어지는 것 같아요. 아무것도 아닌 일에 괜히 스트레스 받고 화를 내게 돼요. 오늘도 별거 아닌 일에 엄마랑 말다툼을 하다가 집에서 나왔어요. 내가 이상해진 건가요?

(12세, 뾰족이)

A '뾰족이'가 이상해진 건 아니에요. 책에서도 설명해 주었듯이 사춘기가 되면 우리 몸의 호르몬 수치가 변하기 시작하지요. 다시 말해, 전에는 분비되지 않았던 호르몬들이 새롭게 생겨나면서 모든 것이 새로 균형을 잡아야 하는 거예요. 그러다 보면 몸도 마음도 예민해지기 마련이지요. 평소 별거 아니다 싶었던 일에도 급작스레 짜증이 나거나 화를 내게 되는 것도 다 호르몬들이 균형을 잡는 과정에서 일어나는 일들이에요.

그렇다고 호르몬 탓만 하고 있을 순 없겠지요? 내 마음 속에서 불같이 솟아나는 화를 다룰 수 있는 전략들이 필요해요. 화가 나는 순간에 크게 심호흡을 하면서 잠깐 생각을 멈추는 연습을 해 보세요. '얼음 땡' 놀이를 하는 것처럼 마음속으로 "얼음!" 하고 주문을 외우는 거예요. 마음속 화가 가라앉으면 "땡!" 하고 다시 생각을 해 보아요. "이게 정말 화낼 만한 일인가?" 아마도 그렇지 않다는 답이 나오는 때가 더 많을 거예요.

Q 성격을 바꾸고 싶어요.

내 성격은 차분하고 조용한 편이에요. 하지만 너무 조용한 성격이 싫어요. 다른 친구들처럼 떠들 줄 알고 그랬으면 좋겠어요.

(13세, 소심왕자)

A 자신의 성격을 바꾸고 싶다는 생각이 들었다니 '소심왕자'도 사춘기가 된 것임에 틀림없어요. 사춘기가 되면 자신에 대해 진지하게 생각해 보는 때가 많아지거든요. 마음에 들지 않는 자신의 성격은 물론 외모, 습관, 능력 등 많은 것들을 생각하게 될 거예요.

결론부터 얘기하자면 성격도 바꿀 수 있어요. 하지만 고민만 한다고 성격이 바뀌는 건 아니지요. 밝고 명랑한 모습을 갖고 싶다면 그렇게 되도록 시도해 보는 게 중요해요. 처음엔 쑥스럽고 어색하겠지요. 그렇다고 그만두면 절대 바꿀 수 없어요. 재미난 이야기를 준비했다가 친구들에게 들려주는 것부터 해 보세요. 하면 할수록 점점 자신감이 생길 거예요.

Q 이성 친구를 사귀는 것이 나쁜가요?

엄마나 친척한테 이야기를 듣거나 뉴스 같은 것을 보면 성을 나쁘게 이야기해요. 이성 친구를 사귀는 것이 그렇게 나쁜가요? 우리 반에 남친이 있다고 얘기하는 아이들도 있는데, 그럼 그런 아이들은 나쁜 아이들인가요?

(12세, 예쁜이)

A 음…… '예쁜이'도 남친을 사귀고 싶은 건가요? 그런데 그게 나쁜 일일까 봐 걱정이 되나 보지요? 이성에게 관심이 생기는 건 사춘기의 자연스런 현상이에요. 전혀 나쁜 일도 아니고요. 나쁜 건 잘못된 방법으로 교제를 하는 것이지요. 이성을 보고 두근두근 마음이 설레거나 더 친한 사이가 되고 싶다는 바람을 가지는 건 사춘기의 예쁜 마음이에요. 하지만 성적인 관계를 맺거나 하는 일은 이다음에 어른이 되었을 때를 위해 남겨 두세요. 부모님이나 어른들이 걱정하는 것은 이성 교제 자체가 아니라 도를 넘어선 관계랍니다.

2. 당황하지 말아요, 몸이 변하는 건 아주 자연스러운 일이에요.

Q 여드름은 더러워서 나는 건가요?
5학년이 되면서 얼굴에 여드름이 나기 시작했어요. 이젠 얼굴뿐이 아니라 등에도 여드름이 생겼어요. 엄마는 내가 잘 씻지 않아서 그런 거래요. 하지만 내 생각에는 잘 씻는 편이거든요. 여드름이 계속 나는 건 내 몸이 더러워졌다는 뜻인가요?

(13세, 여드름공주)

A 여드름은 몸에 분비물이 많아져서 나는 거예요. 사춘기에는 피지 분비가 왕성해지지요. 여드름뿐만이 아니라 땀 냄새가 심해지는 것도 그 때문이에요. 이 모든 게 자연스런 현상인데, 내 몸이 더러워졌다고 생각할 필요는 없어요. 물론 여드름을 치료하려면 잘 씻는 것이 최선의 방법이지만, 여드름이 완전히 없어지려면 나

이가 더 들어야 해요. 만약 여드름이 너무 심해서 스트레스를 많이 받는다면 피부과에 가서 치료를 받는 것이 좋아요. 여드름을 치료하는 여러 가지 방법이 있거든요. 부모님과 진지하게 상의해 보세요.

Q 온몸이 두들겨 맞은 것처럼 아파요.

자꾸 온몸이 아파요. 멍이 들어서 그런 건가 살펴봐도 멀쩡하기만 해요. 움직이기 힘들 정도로 아플 때도 있어요. 왜 그런 거지요?

(13세, 책벌레)

A 별명이 '책벌레'인 걸 보니 책상에 앉아 있는 시간이 많을 것 같아요. 너무 앉아만 있지 말고 몸을 움직여 운동을 해 보는 것은 어떨까요? 사춘기에 들어서면서 몸의 통증을 호소하는 친구들이 많아요. 이것을 성장통이라고 부르기도 하지요. 성장통은 급격한 신체 성장 때문에 생기는 것인데, '책벌레'처럼 움직이기 힘들 정도로 심한 통증이 나타날 수도 있어요.

하지만 아프다고 꼼짝 않고 있는 것보다는 적당한 운동을 하는 것이 좋아요. 몸을 유연하게 할 수 있는 스트레칭이나 체조도 좋고요. 지금은 몹시 아프겠지만 팔다리가 쑥쑥 자라 멋진 몸매가 될 거라 생각하면 기분이 나아질 거예요. 하지만 참기 힘들 정도로 통증이 심한 경우에는 병원에 가서 진찰을 받아야 해요.

Q 브래지어를 꼭 해야 하나요?

4학년 때부터 가슴이 나오기 시작했어요. 지금은 브래지어를 하고 다니는데 이만저만 불편한 게 아니에요. 갑갑하기도 하고, 애들이 브래지어 끈을 잡아당기며 놀리기도 해요. 브래지어를 꼭 해야 하나요?

(12세, 갑갑이)

브래지어가 반드시 필요한 것은 아니지요. 이 말의 뜻을 브래지어를 안 해도 된다는 것으로 오해 말기를! 브래지어는 여성의 유방을 드러내는 것을 부끄럽게 여기는 사람들이 만들어 낸 거예요. 그래서 여성 운동을 하는 사람들은 여성이 브래지어로부터 해방되어야 한다고 주장하기도 하지요.

하지만 한편 생각해 보면 브래지어가 여성을 속박하는 것만은 아니에요. 가슴이 펑퍼짐하고 축 쳐지는 것을 막아 줄 뿐만 아니라 움직일 때 거치적거리는 불편함을 덜어 주기도 해요. 겉옷에 젖꼭지가 드러나는 것도 막아 주지요. 이런저런 편리함을 생각하면서 갑갑한 것을 조금 참아 보세요. 곧 익숙해져서 브래지어를 착용했다는 것도 잊게 될 거예요. 그리고 아이들의 놀림도 신경 쓰지 마세요. 놀리던 아이들도 머지않아 브래지어를 착용하게 될 텐데요. 그땐 아이들도 갑갑이의 심정을 알겠지요?

Q 땅꼬마가 될까 봐 걱정이에요.

6학년이 되니까 아이들 키가 커지고 있어요. 여자애들은 아줌마들보다 더 커요. 남자애들도 쑥쑥 크는데 나만 그대로예요. 엄마 아빠도 키가 작아서 내게는 희망이 없어요. 이 키 그대로 어른이 되면 어떡하지요? 키 크는 방법 좀 알려 주세요.

(13세, 롱다리희망)

A 키가 자라는 속도에는 개인차가 있다는 것을 앞에서 읽었을 거예요. 하지만 '롱다리희망'의 경우에는 부모님의 키가 작으니 자신의 키도 작을 거라는 걱정이 있네요. "평균회귀의 법칙"이라는 것이 있어요. 말은 어렵지만 뜻은 매우 쉬워요. 키가 큰 사람은 자신보다 작은 키의 자녀를 낳을 확률이 높고, 키가 작은 사람은 자신보다 키가 큰 자녀를 낳을 확률이 높아요. 즉, 세상 모든 것은 평균치를 향해 간다는 뜻이지요. 그러니 '롱다리희망'의 키는 부모님보다 클 가능성이 높지요.

'롱다리희망'은 지금 성장기에 있기 때문에 성장을 돕는 운동을 하는 것이 도움이 될 수 있어요. 스트레칭 운동을 규칙적으로 해 보세요. 너무 과격하고 심한 운동은 오히려 방해가 돼요. 온몸을 늘이는 느낌으로 팔다리를 쭉쭉 뻗는 운동이 좋아요. 가만히 앉아 고민만 하는 것보다는 1cm라도 큰 키를 갖게 될 거예요.

Q 자꾸 야동 생각이 나요.

친구들과 야동을 본 적이 있어요. 처음 볼 때에는 "저게 뭐야!" 하고 욕했는데, 이후에도 자꾸 생각이 나요. 같은 반 여자애들을 봐도 자꾸 벗은 몸이 생각나고요. 이러다 변태가 되는 건 아닌지……. 지금도 야동 장면이 자꾸 떠올라요. 어떻게 해야 하지요?

(13세 야한생각)

A 어린 나이에 야동을 보면 충격이 크지요. 그만큼 자극이 강한 거예요. 자꾸 야한 장면이 떠오르는 걸 걱정하지 마세요. 걱정하면 할수록 그쪽으로 더 에너지를 쏟게 되거든요. 시간이 지나면서 처음에 받은 충격이 점차 약해지면 야한 생각도 조금씩 줄어들 거예요.

하지만 당장에는 몹시 괴롭겠지요? 야한 생각이 떠오를 땐 생각을 바꾸어 보세요. 재미난 만화의 한 장면도 괜찮고, 친구들과 있었던 웃긴 일도 생각해 보세요. 그럼 자연스럽게 생각도 자리바꿈할 거예요. 혼자서 멍하니 생각하는 시간을 줄이고, 운동과 같이 몸을 움직이는 시간을 늘리는 것도 좋은 방법이에요.

더 걱정되는 것은 이후에도 야동을 계속 보는 거예요. 앞서 말한 것처럼 야동은 매우 자극적이기 때문에 중독되기 쉬워요. 컴퓨터 게임처럼 말이지요. 그렇게 되면 일상생활에도 큰 지장을 줄 수 있어요. 그러니 앞으로 친구들끼리 모여 야동을 보는 일을 삼가는 것이 좋아요. 우리에겐 야동보다 더 즐거운 일이 많잖아요?

3. 이런, 가족들에게 서운한 점이 많다고요?
   이렇게 해 보면 어떨까요?

Q 항상 야단맞는 건, 저예요.

동생이 네 살이에요. 나이 터울이 커서 그런지 부모님의 관심이 온통 동생에게 쏠려 있어요. 그래도 그렇지 말썽쟁이 동생이 잘못해도 모두 제 잘못인 것처럼 야단쳐요. 요즘엔 부쩍 저만 야단치는 일이 심해졌어요. 도대체 내가 뭘 잘못했다고 그러는 건지 모르겠어요. 어떻게 해야 억울하게 야단맞는 일이 없어질까요?

(12세, 진짜억울해)

A '진짜억울해'가 느끼는 감정은 어린 동생을 가진 친구들의 공통된 고민일 거예요. 하지만 억울하다고 생각하지만 말고 부모님이 왜 그럴까도 한번 생각해 보세요. '진짜억울해'를 더 큰 사람으로 생각하기 때문은 아닐까요? 즉, '진짜억울해'는 이제 자신의 일은 알아서 할 수 있을 정도로 컸다고 대접해 주는 거요. 호호호. 전혀 위로가 되지 않는다고요?

그럼 다른 비법을 가르쳐 드리지요. 먼저, 징징거리거나 짜증 내는 것은 절대 금물이에요. 부모님이 동생을 싸고돌면서 '진짜억울해'만 야단칠 때, 물론 억울하고 속상하겠지요. 하지만 평정심을 잃지 마세요. 그리고 아주 진지하고 성숙한 얼굴 표정으로 말하세요. "그건 내 잘못이 아니에요."

아마 부모님이 흠칫 놀라실 거예요. 그리고 생각하겠지요. "흐흠. 이제 정말 다 컸구나. 함부로 대하면 안 되겠네." 아주 간단해요. 이런 일이 몇 번만 반복되면 '진짜억울해'만 야단치는 일이 줄어들 거예요. 주의할 점은 이 방법이 단 한 번에 효과를 보기는 힘들다는 거예요. 한 번 하고 효과 없다고 다시 징징거리고 화를 낸다면 안 하느니만 못하답니다.

Q 부모님은 내가 자랑스러울까요?

우리 부모님은 다른 아이들과 저를 비교할 때가 많아요. 결론은 항상 내가 못한다는 거예요. 또 다른 사람들 앞에서 제 흉을 볼 때도 많아요. 공부를 못한다는 건 물론이고 생긴 모습까지도 못마땅하게 여기는 것 같아요. 왜 그러냐고 물어보면 남들 앞에서 자식 자랑하면 팔불출이라 그러는 거래요. 실제로는 자랑스럽대요. 그런 말 믿지도 않아요. 부모님은 정말 내가 자랑스러울까요? 팔불출이 되어도 좋으니 다른 사람들 앞에서 제 칭찬 좀 했으면 좋겠어요.

(13세, 팔불출도괜찮아)

A 부모님이 다른 사람 앞에서 자신을 칭찬하고 자랑해 주기를 바라는 마음은 많은 친구들에게서 들어 봤어요. 하지만 선생님의 경험으로 보면 많은 부모님들은 자식을 흉보는 듯 하면서도 은근 자랑을 늘어놓는 답니다. 어쩌면 자식들이 듣는 앞에서만 안 그러는지도 모르겠어요. 괜한 걱정이지요. 칭찬하는 것을 들으면 느슨해질까 봐 그러는 거예요.
그래도 '팔불출도괜찮아'의 의견에는 100% 찬성이에요. 부모님들이 자식들을 칭찬했으면 좋겠어요. 혹시 그런 바람을 부모님에게 말해 본 적이 있나요? 부모님들은 자식들의 바람을 무시하지 못해요. 진지하게 말해 보세요. "나는 엄마가 다른 사람들 앞에서 내 흉을 보기보다는 칭찬을 했으면 좋겠어요. 엄마가 칭찬해 주는 만큼 나도 잘할 수 있어요." 하고요. 화를 내거나 떼를 쓰는 것보다 진심어린 말 한마디가 백배 천배 더 효과적이랍니다.

Q 가출하고 싶어요.

저는 가족들과 함께 하는 것보다 친구들과 놀러 다니는 것이 좋아요. 가출해서 친구들과 어울려 다니면 좋겠다는 생각을 해요. 엄마가 공부하라는 잔소리를 심하게 할 때는 더 그런 생각이 들어요. 집에 있는 게 너무 싫어요. 나중에는 아마 가출을 할 것 같아요. 그냥 집을 나가 보고 싶어요. 아마…… 제가 없어져도 엄마는 절 찾지 않을 거예요.

(13세, 가출소녀)

A 그래요, 이따금 집을 나가 버리고 싶다는 생각이 들 수 있어요. 하지만 무엇을 위해 집을 나가야 하지요? '가출소녀'가 없어져도 엄마가 찾지 않을 것 같다는 말은 그래서 무척 서운하다는 뜻이겠지요? 그럼 반대로 서운하지 않으려면 어떻게 되어야 하지요? 엄마가 '가출소녀'를 애타게 찾아다니는 것?

문제를 잘 생각해 보아요. 싫은 것은 집이 아니라 엄마의 잔소리. 좋은 것은 집을 나가는 것이 아니라 엄마의 따뜻함. 어때요? 문제를 해결하려면 집을 나가는 것이 아니라 엄마와 좋은 사이가 되는 것 아닌가요? 가출을 했을 때 좋은 점뿐만이 아니라 나쁜 점도 생각해 보아야 해요. 무작정 가출을 생각하기에 앞서 어떻게 하면 엄마의 잔소리를 듣지 않게 될까를 먼저 고민해 보아요.

4. 학교에서도 힘든 일이 많다고요?
자신을 좀 더 사랑해 보세요.

Q 친구들의 따돌림, 어떻게 해야 하나요?

친구들이 저를 왕따시켜요. 내가 조금만 실수를 해도 "쟤는 원래 할 줄 아는 게 없어. 쟤는 공부도 못하잖아." 그러면서 자꾸 내 마음을 아프게 해요. 친구들에게 한 발 다가가면 친구들은 두 발 도망가고…… 나랑 놀지 말라고 하거나 내 욕을 하고 다니는 애들이 있어요. 그럴 땐 정말 괴로워요.

(13세, 핑크좋아)

A 사춘기가 시작되는 십대에는 친구 관계가 더욱 소중해진답니다. 하지만 '핑크좋아'는 친구들과 함께 하는 것이 쉽지 않으니 너무 마음이 아팠을 거 같아요. 작정하고 험담을 하고 다니는 친구들을 막을 수 있는 방법을 찾는 건 쉽지 않지요. 이런 친구들에게 협박도 회유도 잘 통하지 않으니까요. 다른 친구들에게 한 험담을 일일이 해명하고 다닐 수도 없으니 얼마나 답답하겠어요?

그렇다고 기죽어 지낼 필요 없어요. 다른 사람은 몰라도 나는 알고 있잖아요? 그건 단지 실수였을 뿐이지, 내가 원래 할 줄 아는 게 없어서가 아니란 걸. '핑크좋아'까지도 자신을 무시하지 말아요. 지금 당장은 힘이 들지만 시간이 지나면 아이들의 오해도 풀릴 거예요. 하지만 오해가 풀리는 것은 '핑크좋아'의 행동에 달려 있어요. 기죽어 지내며 눈치만 살핀다면 친구들은 모함의 말들이 진짜라고 생각할 거예요. 반대로 자신을 믿고 당당하게 지낸다면 아이들의 오해도 서서히 풀릴 거예요. 시간이 지나길 기다려 보세요. 모든 것은 변한답니다.

Q 친구들에게 멋지게 보이고 싶어요.

친구들에게 시크하고 멋지게 보이고 싶어요. 어떻게 하면 그렇게 할 수 있나요?

(13세, 시크소녀)

A 사춘기가 되면 뭔가 자신이 독특하고 멋진 존재로 인정받고 싶어 하지요. 어떤 친구는 외모로 그렇게 대접받길 원하고, 또 어떤 친구는 거친 말투와 행동으로 멋지게 보이고 싶어 해요. 십대들이 연예인을 따라하는 일이 많은 것도 그들처럼 멋져 보이고 싶어 하기 때문이지요. 하지만 무엇이 멋진가에 대해서 누구도 명쾌한 답을 주긴 힘들어요. 개인의 주관에 따라 많은 차이를 보이기 때문이지요. 좋아하는 음식이나 연예인이 서로 다르듯 말예요.

그러니 다른 사람들 눈에 멋지게 보일까를 고민하기보다는 스스로가 멋지게 생각되는 것을 해 보세요. 외모보다는 내면이 중요하다는 말은 하지 않을게요. 구태의연한 잔소리를 한다고 생각할 테니까 말이에요. 중요한 건 다른 사람에게 멋지게 보이려고 다른 사람을 흉내 내는 일에 치중해서 자신의 본래 모습이 얼마나 멋지고 소중한지를 잊지는 말아야 한다는 거예요.

Q 공부 따위 집어치우고 신나게 놀았으면 좋겠어요.

학교생활을 하면서 가장 힘든 점은 공부 같아요. 공부는 하기 싫고 놀고만 싶은데 부모님이 계속 "공부, 공부!"하니까 스트레스도 받고, 그런 것 때문에 힘도 없어지고 학교 다닐 맛도 안 나는 것 같아요. 스트레스 안 받고 학교 다닐 방법은 없나요?

(13세, 무명씨)

A 그래도 '무명씨'는 학교 다니는 것이 좋은가 봐요. 그건 참 좋은 거 같아요. 만약 학교가 싫다고 하면 더 곤란했을 텐데 말이지요. 공부 스트레스는 학생인 이상 버리고 갈 수 없는 일인 것 같아요. 잘하면 더 잘하려고 스트레스, 못하면 못한다고 스트레스를 받으니 말이에요. 그런데 대부분 공부 스트레스는 공부와 놀기 사이에서 중심을 잡지 못하기 때문에 생기는 거 같아요. 다시 말해 얼마만큼 공부를 해야 하는지, 또 얼마만큼 놀아야 하는지를 스스로 정하지 못하고 있다는 거예요. 언제부터 놀고 언제부터 공부를 할 것인지를 분명하게 정하고 그 시간을 정확하게 지켜 보세요. 부모님의 잔소리는 점점 줄어들게 될 거예요.

또 공부를 지겹다고 하는데, 우리가 하는 공부는 참 여러 가지가 있어요. 즐거운 놀이같이 느껴지는 일을 통해서도 많은 것을 배우고 공부할 수 있지요. 공부가 지겹다는 건 배우는 재미, 아는 재미를 느끼지 못할 때 하는 말 같아요. 공부할 때 외울 것을 생각하기보다는 외운 것을 생각해 보세요. 또 틀린 것보다는 맞은 것을 찾아보세요. 후자의 것들의 양이 점점 늘어나는 것에 재미가 생길 거예요. 지겹다고 생각하면 더 지겨워지지만, 재미있다고 생각하면 점점 더 재미있어지는 것이 공부랍니다.

■ 유익한 단체들

아하! 청소년성문화센터
www.ahacenter.kr | 서울시 영등포구 영등포동 7가 57번지 | 상담 전화 02)2676-1318

(사)푸른아우성
www.aoosung.com | 서울시 마포구 성산동 30-2 | 대표 전화 02)332-9978

(사)탁틴내일
www.tacteen.net | 서울시 서대문구 창천동 114-9번지 | 상담 전화 02)3141-6191

한국성폭력상담소
www.sisters.or.kr | 서울시 마포구 합정동 366-24 2층 | 상담 전화 02)338-5801~2

한국여성민우회 성폭력상담소
fc.womenlink.or.kr | 서울시 마포구 성산동 249-10번지 시민공간 나루 3층 | 대표 전화 02)739-8858

여성긴급상담전화
www.seoul1366.or.kr | 전국 국번 없이 1366

청소년상담전화
www.1388.or.kr | 전국 국번 없이 1388

■ 교과 내용

초등학교 생활 속의 보건 5학년
셋째 마당_약물 오남용, 흡연 예방
넷째 마당_성과 건강
다섯째 마당_정신 건강

초등학교 생활 속의 보건 6학년
셋째 마당_약물 오남용, 흡연, 음주 예방
넷째 마당_성과 건강
다섯째 마당_정신 건강

* 이 책을 만드는 데 도움을 주신 아하!청소년성문화센터장 이명화 선생님께 깊은 감사를 드립니다.

사춘기는 다 그래!

초판 1쇄 발행 2011년 08월 16일
초판 8쇄 발행 2018년 08월 07일

지은이 루이스 슈필스베리
그린이 마이크 고든
옮긴이 김민화
펴낸이 한혁수

총　괄 모계영
편집장 이은아
편　집 이예은, 민가진, 한지영
디자인 김세희
마케팅 구혜지, 한소정

펴낸곳 도서출판 다림
등　록 1997. 8. 1. 제1-2209호
주　소 07228 서울시 영등포구 영신로 220 KnK 디지털타워 1102호
전　화 (02) 538-2913 | 팩　스 (02) 563-7739
블로그 blog.naver.com/darimbooks
다림 카페 cafe.naver.com/darimbooks
전자 우편 darimbooks@hanmail.net

ISBN 978-89-6177-046-0 (73470)
ISBN 978-89-6177-045-3 (세트)

이 책 내용의 일부 또는 전부를 사용하려면 반드시 저작권자와 도서출판 다림의 서면 동의를 받아야 합니다.
책값은 뒤표지에 표시되어 있습니다.

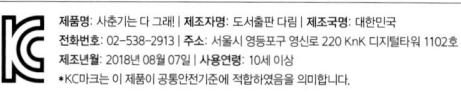

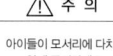